辨《べん》野《の》義《よし》己《み》
理化学研究所特別招聘研究員

腸内細菌革命

若返る！やせる！病気にならない！

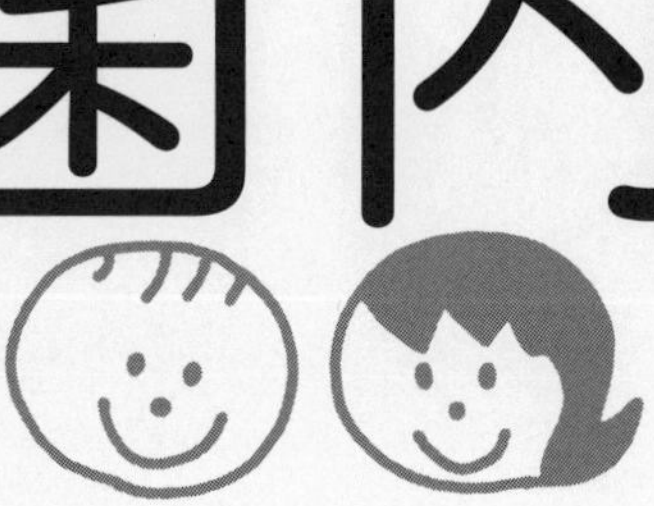

さくら舎

まえがき

人間のからだのなかには、神経組織がとりわけ集中している場所が二つあります。それが脳と腸。**脳には脳の考えがあり、腸には腸の考えがあります。**

脳の考えの結果は何か。一方にひらめきがあり、もう一方に苦悩があります。

では、腸の考えの結果とは何か。それは大便です。

すぽんっ！　とすこやかにとび出すバナナ便。ちょっとなつかしいようなほのかな香り。明るい色彩でなめらかに光る肌。透きとおった水にひたってほてりを冷まし、ほほ笑みをうかべているような。腸はごきげんです。もし、あなたの大便がそうではないとしたら、それが腸の苦悩です。

バナナ便の中身は、消化できなかった食べ物のカス。そう思いこんでいる方がまだまだ多いのです。その八〇パーセントはなんと水分です。残り二〇パーセントが固形成分で、そのうち六、七パーセントが食べカス。**残りの三分の二は、腸内細菌とはがれた腸の粘膜です。**

腸内細菌というと、「あ、大腸菌ね」という方もまだ多いでしょう。自分の専門分野だけにかかりっきりの医者の世界でもそうです。

「腸内細菌って何ですか」

「大腸菌と腸球菌」

ここでビフィズス菌が出てくれば、医者の世界でも腸内細菌ツウです。

「じゃあ、ビフィズス菌と大腸菌はどのくらいの比率でいますか」

「同じくらいじゃないの」

ああ、やっぱりわかっていなかった。ビフィズス菌は、大便一グラムあたりだいたい一〇〇〇億個います。一方、大腸菌は一万個くらいです。

二一世紀になって細菌の菌体成分であるDNAを取り出してシークエンサー（そのDNAの塩基配列を解析する装置）で調べる方法が開発され、一気に腸内細菌の全容が見えてきました。

大便一グラムあたり約一兆個の腸内細菌がいる。しかもその種類は少なくとも一〇〇〇種類以上。

一グラムに一兆個です。腸内の粘膜についている菌を、みんなはがして重さを量ると一・

五キロ。小宇宙とでもいうべき膨大な生きものの大集落の働きが、世界の研究者たちの関心の的《まと》になり、次々と驚くべき報告が発表されています。

さらに、人の体内にあるゲノム（遺伝子）の約四〇〇倍近い、腸内細菌のゲノムが腸内に存在しているのです。そのさまざまなゲノムが腸内の機能（健康や病気）に関与しています。

腸内細菌は、肥満と関係していた。
腸内細菌は、糖尿病と関係していた。
腸内細菌がすむ大腸は、病気の発生源であった。
腸内細菌は、脳の機能と関係していた。

明日になれば、知られることのなかった新事実がまた明らかになるでしょう。
今まさに腸は医学の、幸福の、美のホットポイントなのです。

辨野義己《べんのよしみ》

目次

三――腸内細菌にはとてつもない可能性がある

六――自分でできる腸内細菌革命

腸内細菌革命

——若返る！やせる！病気にならない！

一——腸は第一の脳である

1　腸を軽んずるものは、いのちを捨てる

■腸は「いのちのもと」である

人間の死の基準は腸にあります。**脳はいちばん早く死にますが、腸は最後まで生きています。**ですから、死亡を確認するのに、昔は大腸の温度を計っていました。神経が死に、腸の機能がなくなっても、腸は動いています。さらに時がたって腸内の温度が下がったとき、腸が死んだと認められるから、そこで死亡を確認したのです。

人間は二度死ぬといわれています。一度目は自分の死。本当の死は、自分を覚えてくれている人が死んで、自分の存在がなくなるときです。それと同じように、脳が死んで、次に腸そのものの機能が落ちたときが、本当の死に近づくときだと思います。

腸は「吸収の場」ですから、栄養素の吸収が止まればもう生きていけません。腸の機能があればいのちを続けることができる。**つまり腸が「いのちのもと」といえます。**

腸内細菌の研究は、これまで想像すらできなかった領域にまで及んでいます。

たとえば、**自閉症**に腸内細菌の関与が疑われ、その症状進展に特定の腸内細菌が連動することも発見されるに及んで、腸内細菌のコントロールの重要性が再認識されるようになってきました。

また、**認知症**患者には、「ウェルシュ菌（別名クロストリジウム・パーフリンゲンス、悪玉菌の代表）」の菌数がべらぼうに多いことが知られています。認知症の看護をしている人のあいだではよく知られていますが、認知症の人の大便のにおいは鼻が曲がるほどくさいそうですが、この菌によるものと考えられます。

このように、腸内細菌の研究がこれまで考えられにくかった課題に直面しているのです。

■「善玉菌」「悪玉菌」「日和見菌」とは何か

私たちの大腸にすんでいる腸内細菌一〇〇〇種以上は、「**善玉菌**」、「**悪玉菌**」、「**日和見《ひよりみ》菌**」と分類して説明されています。

ひと言でいうと、小腸から送りこまれた消化物を大腸内で発酵させるのが「**善玉菌**」。腐敗させるのが「**悪玉菌**」といえます。そしてそのとき、多数を占めるほうの腸内細菌の影響を受ける腸内細菌を「**日和見菌（未分類な腸内細菌）**」とよんでいます。ですから日和見菌を私たちの味方につけるように腸内環境を整えることが大切になります。

悪玉菌が多くなる理由はいろいろあります。一般的なことを述べますと、やはり、まず食事でしょう。そしてストレス。私たちは知らず知らずのうちにさまざまなストレスに悩まされています。そのストレスが交感神経に大きな影響を与えて、腸内細菌の構成にも影響を与えるのです。

その結果、腸管運動がもろにその影響を受け、活発に動かない、あるいは蠕動《ぜんどう》運動が激しくなります。この繰り返しが腸内環境に働けば、腸内細菌のバランスが変わってきます。**大腸での腸内細菌による産生物は、全身に送られていきます。**その結果、体調自体が変化していきます。よくも悪くも影響を与えます。脳にも影響を与えています。こういうサイクル全体を理解したうえで、**悪いサイクルからよいサイクルに切り替えていく**。そのためには何をしたらいいのか。

その答えは、**「腸内環境をよくする」**ということでしょう。

腸内環境をよくする要因は何か？　悪くする要因は何か？　腸内細菌の研究者によって、いろいろなことがわかってきています。

■腸の粘膜はテニスコート一・五面分

消化吸収する場である小腸では、激しく粘膜がはがれては増殖し、増殖してははがれています。この増殖の激しさが、病気を起こりにくくしています。**小腸には免疫担当細胞がからだのほかの部分に比べて圧倒的に多く**、それも病気を起こりにくくすることに寄与しています。ですから、小腸がんはほとんどないのです。

小腸と大腸の粘膜の大きさはだいたいテニスコート一・五面分ですから、すごく大きな表面積です。大腸は小腸に次いで大きな臓器です。粘膜を広げるとテニスコート半面分。大腸の腸壁の粘膜も、三日に一度はがれては増殖しています。

腸壁の活性に関していえば、小腸には絨毛《じゅうもう》突起とよんでいるでこぼこが発達しています。その結果、表面積が大きくなります。いってみれば網を大きくして広く囲いこみ、吸収の性能を高くするためのものです。

一方、大腸は、小腸から送られたものから便をつくりためておく場所なので、小腸と同じ意味の腸粘膜の機能はありません。ただし、大腸は腸内細菌がすみつくための奥深さを粘膜がもっています。免疫担当細胞は小腸ほど圧倒的ではありません。

大腸の特徴は、そこにすむ膨大な量の腸内細菌の存在にあり、それは悪さもすれば、私た

ちにとって有益なこともしています。悪さとは、腸内細菌が発がん物質や発がん促進物質、細菌毒素を産生することです。腸内細菌がつくり出したこれらの有害物質が直接、大腸に障害を与えたりすることになります。

2　腸は脳よりも外部に対して敏感に働く

■腸の長さは身長の四から五倍強もある！

腸は栄養を吸収する場ですから、そこが壊れたら困ります。**腸壁が三日で入れ替わるということは、丈夫で修復力が強いことを示しています。**

食事というのは、外部をとりこんでいくことです。外部のものに対して対応が素早くできるのが腸なのです。脳よりもむしろもっと敏感に、外部に対して働いてくれるのが腸だといえます。

その腸は、小腸と大腸でその人の身長の四倍から五倍強もあります。**大腸は約一・五メートル、約六、七メートルが小腸です。**そんなのが腹におさまっているんだから、長いですね。

しかも腹腔《ふくこう》中で、腸間膜《ちょうかんまく》にぶら下がりながら、二四時間働いていてくれる。すごいものです。

■小腸と大腸はどういう構造になっている？

「食事をしてからそれが便として出てくるまでの通路を描いてください」といったら描けますか？ 口を描いて肛門を描いて、そのあいだが直線、まさかそういう人も少ないと思いますが、なんとなくぐるぐるした線を描いておしまい。正しい姿を描ける人はそう多くはありません。

私たちが自分そのものと感じている顔は、消化器の末端が外部に出たものである。発生的にはそういえるそうです。せめて全体像をつかんでおきましょう。口から食道を通って胃があります。胃の形はなんとなく皆さん知っている。ここから先が腸です。

腸は胃と肛門のあいだをさします。十二指腸からはじまって肛門までの全長七・五から九メートルの管です。

小腸は十二指腸、空腸、回腸からなり、大腸は盲腸、結腸、直腸からなります。小腸は、腹腔内の大部分を占めています。食物の消化と吸収は、ほとんどここで行われています。

小腸は三つの部分に分けられます。馬蹄《ばてい》形をしている十二指腸。小腸の中央部は空腸、回腸が大腸の盲腸部分につながっています。

小腸の内部は消化吸収するのに適した粘膜になっていて、絨毛という小さな粘膜の突起がひだをつくっています。絨毛のなかには、リンパ管や毛細血管が満ちています。絨毛の付け根から、消化に必要な酵素が出ています。

大腸は、小腸より太い管で、盲腸、結腸、直腸に分けられます。水分はここで吸収され、大便が形成されています。

結腸部分は、上行《じょうこう》結腸、横行《おうこう》結腸、下行《かこう》結腸、S状結腸と、直線、カーブ、ヘアピンカーブをもつF1レースのサーキットのような構造です。盲腸の端から細長く飛び出しているのは虫垂《ちゅうすい》で、多数のリンパ小節を含み、腸の免疫機能に大きくかかわっているとされています。

大腸内部は粘膜におおわれて、粘膜は粘液を出して大便の排出を助けています。これらの腸は腸管膜という膜とつながっています。

これが消化管の姿ですが、単に消化吸収の働きをしているだけではなく、**腸はからだ全体に影響を与える重要な働きがあるのです。**

小腸と大腸

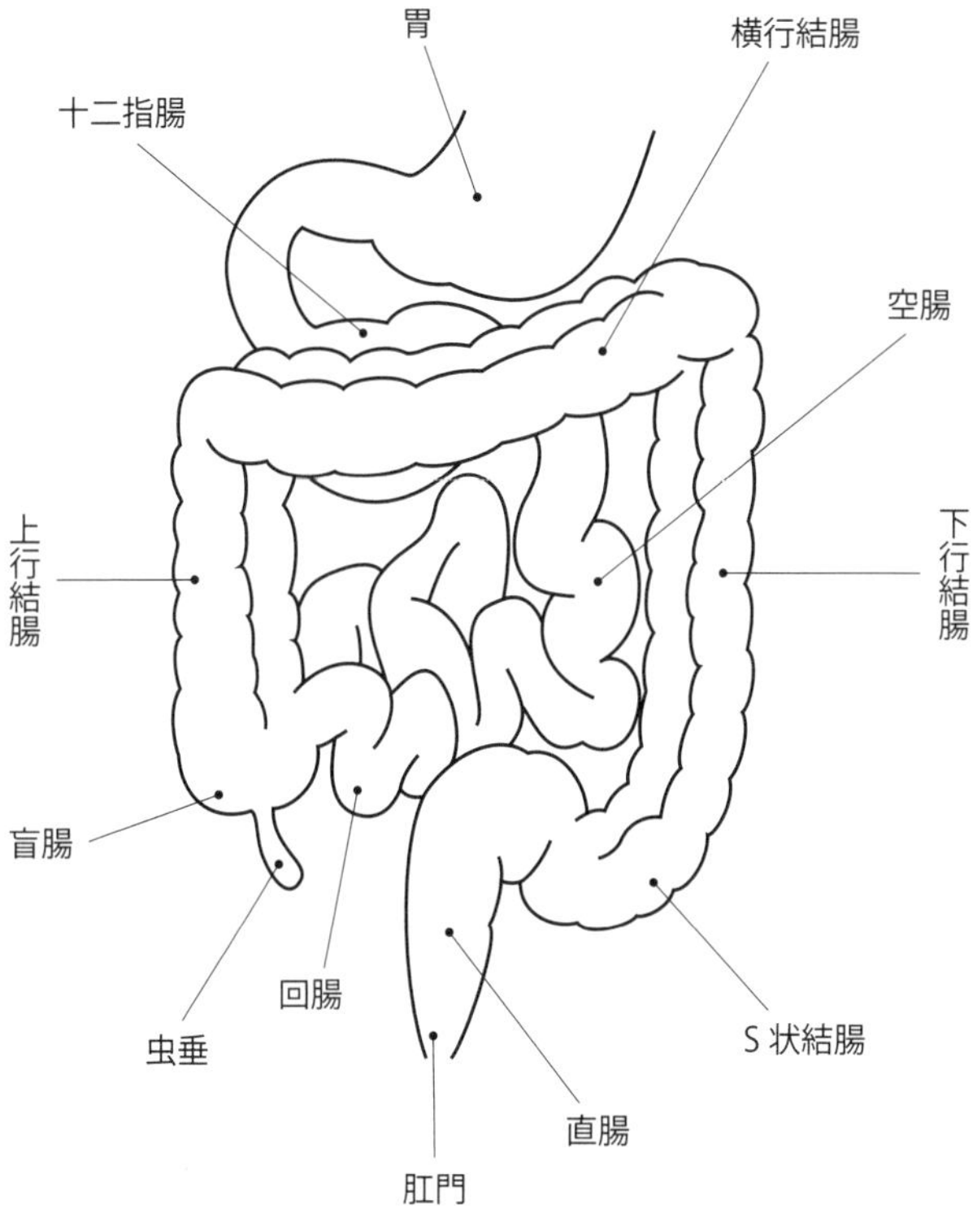

・小腸＝十二指腸＋空腸＋回腸（約 6、7 メートル）
・大腸＝盲腸＋結腸（上行・横行・下行・S 状）＋直腸（約 1.5 メートル）

3 脳は暴走し、腸はコントロールする

■脳より優れたなまけもの？

人間が進化してくる過程をさかのぼっていくと、腔腸《こうちょう》動物という時代があります。まだ脳はなく、腸だけで生きていた時代です。脳は腸の神経がまとまってあがっていき、別の神経系として腸の神経系から独立したものと考えられています。

いま私たちが見ることのできる腔腸動物の代表は、なまこでしょう。海のなかにごろんところがって、海水を体内に流しこんでそこから食物をとりこむという、一種のなまけものみたいな生きものです。腔腸に神経細胞がたくさんあるのですが、いったい何を考えて生きているやら。ついそんなことを思ってしまいますが、私たちのからだのなかにも「いったい何を考えているのやら」という臓器があります。それが腸です。

私たちは「腹が立つ」なんてことをいいます。「頭が痛い」ともいいますし、「頭にくる」

ともいいます。「頭にくる」のは怒りをどう処理したらいいかわからなくなり、パニックになっているとき。「頭が痛い」のはいろいろな解決のための選択肢があり、事態が複雑になっているというときでしょう。

その一方で、「腹が立つ」のはもっと深い感情の世界のような気がします。また、「腹ができている」といういい方もあります。「臍下丹田《せいかたんでん》」という言葉もあります。

臍下丹田というのは、へその下の奥をさす言葉ですから、そこにあるのは腸です。臍下丹田というのは、武道とか禅の世界の人々が好んでつかう言葉で、心はここ（腸）にあるのだぞといっているような感じがします。優れた機能をもつ脳に対立する考え方のようです。

一見して理屈が通っていると思うが、どうも腑《ふ》に落ちない。正しいことをいっているのはわかるが、なんとなくいかがわしい感じがする。そういうことがさまざまにあります。反論はできないが、同調する気になれない。これもまた腸が考えているのかもしれません。

■便秘や下痢は、腸からのサイン

脳の重さは体重の八パーセント前後ですが、自らの機能を維持するために、全エネルギーの約二〇パーセントをつかっています。炭水化物は脳の機能にとってきわめて大事なポイントです。私なんかは食事を抜くと手が震えてきます。

腹が減るといらいらする人は多いですね。人の話も耳に入らなくなるようです。脳は行動の指令を出します。そんなとき私が歩いていたとすると、コンビニに入ってチョコレートを買い、無意識のうちにむさぼるように食べているといった具合です。

とりあえずの満足のためにジャンクフードを食べまくる。ジャンクフードは、栄養価が低くカロリーが高い。からだのためにならないのに、手がついつい動いて止まらない。これらはみんな脳のしわざです。

それに比べると、腸はおとなしい。ろくな栄養素もないものが送られてきても黙って消化に励みます。しかしそのとき、腸内環境が悪化しています。その悪化は腸内細菌のバランスを変化させています。

知らないうちに善玉菌が減り、悪玉菌が増えていきます。脳はそれに気がつかない。よろしくない習慣を変えることができないのです。**これではいかんと気づかせるのは腸です。腸内環境が悪くなると、便秘や下痢が起こります。**

それは「**今の生活はまずいよ**」という知らせです。便秘薬や下痢止めで対応してはせっかくの知らせを無にしてしまいます。腸内環境を変えなくては、そう思うのが正解です。

4 腸内細菌が健康と若さを左右する

■免疫細胞の六、七割が腸に集まっている

腸というものは、私たちが自分でコントロールすることが可能な臓器です。そのコントロールの鍵は、「**食べ物**」と「**運動**」です。この二つで、腸内細菌をコントロールすることができるからなのです。

腸には、からだ全体の免疫細胞の六、七割が集中しています。この免疫細胞が活性化しているかどうかで健康状態が変わってしまいます。**疲れやすかったり、風邪をひきやすかったりするのは、腸の免疫細胞がへたっているときです。**

大腸内には一〇〇〇種類以上、総数で六〇〇兆から一〇〇〇兆個以上の腸内細菌がすんでいて、免疫細胞の機能をコントロールするかどうかは、その腸内細菌のバランスにかかっています。

大腸に老廃物が長期間滞留していると、それらが直接、大腸に障害を生じさせるのです。したがって、人の臓器のなかでいちばん病気の種類が多いのも大腸といえます。

そして、大腸壁から悪い物質が吸収され、それが全身にまわってしまい、さまざまなトラブルの原因となります。

腸内細菌が産生した有害物質は、血管を通じてからだ全体にゆきわたると、大腸そのものの病気はもとより、がん、免疫低下、免疫不全、肥満、糖尿病、自閉症、認知症、アルツハイマーなどのさまざまな病気の要因となります。

このように大腸は病気の発生源でもありますが、**腸内環境をコントロールできる唯一の臓器でもあるのです。**

■よい腸内環境とは何か

では「**腸内環境**」について説明しますと、**よい腸内環境とは、悪玉菌が少なく善玉菌が多い環境のこと**と定義づけられます。この腸内環境は、食べ物のみでコントロールすることができるという特徴をもっています。

その腸内環境は毎日、皆さんが出される大便によって知ることができます。

私はよい大便のための「**三つのうんち力**」を提唱しています。

大便を「**つくる力（何を食べるか）**」、「**育てる力（善玉菌を増やす）**」、「**出す力（腸腰筋《ちょうよう》を鍛える体操）**」の三つです。

■「ビフィズス菌」と「乳酸菌」は善玉菌の代表

善玉菌の代表として二つの腸内細菌が知られています。「ビフィズス菌」と「乳酸菌」です。この二つは、分類学的には異なる種類の細菌です。

腸内細菌の大部分は、酸素があると生育できない嫌気性菌《けんきせい》です。ですが乳酸菌は、酸素があってもなくても生育できる**通性嫌気性菌《つうせいけんきせい》**で、自然界のいろいろなところに生息しています。この菌は、腸内で主に乳酸を産生します。

ビフィズス菌は、乳酸菌と違って酸素があるところでは生育できません。これを**偏性嫌気性菌《へんせいけんきせい》**とよんでいます。この菌は、人や動物の大腸に生育して酢酸と乳酸を産生します。

これらの善玉菌は、発酵乳製品や乳酸菌飲料をとることで増やすことができます。ビフィズス菌を活性化させれば、免疫力が正常化して、疲れにくく、風邪をひきにくい体質を手に入れることができます。腸年齢が若くなると、化粧のノリがよくなり、肌の黒ずみや乾燥、毛穴のひらきやニキビ、吹き出物を改善でき、若々しい肌を取り戻すことができるでしょう。

腸はこんなふうにからだをコントロールしています。

5　ヨーグルトは「腸内環境」のヒーロー

■腸内の善玉菌を増やすには？

そこで考えるべきことは、いかにして善玉菌を増やすかでしょう。善玉菌を増やすための一つの方策としては、ヨーグルトや乳酸菌飲料が有効です。**それらには、善玉菌の代表である乳酸菌、ビフィズス菌が入っています。**

ところで、乳酸菌やビフィズス菌の生きているヨーグルトを食べても、胃の酸に殺されてしまうという人がいます。これは一理あります。菌にとって酸は生育しにくい環境です。

ただ、特定保健食品（トクホ）のマークがついているヨーグルトや乳酸菌飲料の乳酸菌やビフィズス菌は、胃を通過し、十二指腸を通って小腸にいき、さらに大腸に生きたまま到達します。そのとき菌が生きているということを証明しないとトクホはとれません。明治の「ブルガリアヨーグルト」などはトクホをとっていますから、大腸に生きた菌が出現します。

トクホなしのヨーグルトはどうなのかというと、科学的な証明自体をやっていないのでわかりません。

菌が生きているとか死ぬとかいうのは、ちょっと問題がずれているように思います。「虎は死んでも皮を残す」といいますが、菌は死んでも菌体成分は残り、その菌体成分が免疫力をアップし、コントロールする大きな力をもっているからです。

生きているのがいいか死んでいてもいいかの議論はさておき、生きたまま大腸に達して腸内環境を改善することをあなたが選ぶなら、死んだ菌より生きた菌を自分の腸に送ればいいでしょう。トクホがいいかどうかは、自分の腸内環境がよくなるかどうかしだいです。

■ビフィズス菌が鍵をにぎっている

腸内環境がいいとは、ビフィズス菌、乳酸菌のような善玉菌が多いことです。悪い環境とは悪玉菌が多く、善玉菌が少ない腸のことです。

一センチ立方あたりにすむ菌数はかぎられていて、一兆個が最大でしょう。それ以上増えることはありません。**腸内細菌の総量より、バランスが問題なのです。**

三〇〇〇人を超える人々から大便を提供してもらい、腸内細菌を解析したところ、さまざまなことがわかりました。

人間の場合、老化とともに、腸内細菌のバランスが変わることは知られています。

たとえば、善玉菌の**「クロストリジウム」の菌数は、六〇歳以上の人の腸内に多い**ことが確認されています。

年代によって、ビフィズス菌の比率もはっきりしており、**明らかに五九歳以下ではビフィズス菌の菌数が多い**ことが確認できました。

同時に、どういう腸内細菌がどのような生活習慣と密接に関係しているかの答えが見出され、どういう菌がいることで、腸内環境が酸性に保たれ、健康状態を維持するのかがわかってきました。

年齢とともに変化する腸内細菌の裏づけがきちんととれ、こういう菌をもっていれば腸内環境の老化が見られる、という指摘ができるのです。さらに、特定の疾病が起こりやすい状況になっていると指摘することも、将来は可能となるでしょう。

6　腸内細菌は脳の活性化に大きく関係している

■腸は第一の脳である！

しあわせを感じたり、やる気を起こしたり、不安が鎮《しず》まって気持ちが安定するのは、脳内で分泌されている物質の働きです。

快楽物質として知られているドーパミンは、喜びややる気を感じさせ、セロトニンが分泌されると心が安定します。記憶や学習に関係しているのはアセチルコリン。不安を鎮めたり睡眠を促進するのがGABAという脳内物質です。

腸と脳は、**「腸脳相関」**といって、共通の情報伝達物質と受容体を通して双方向的なネットワークを形成しています。**これらの重要な脳内物質は、そのもとになるものが腸内でつくられ、血流を介して直接、脳に送られているのです。**私たちのしあわせや喜びは腸内細菌がつくる脳内物質に支えられているのです。

「腸が第一の脳だ」といいたくなるのは、こんなときです。私たちは、なんといっても喜びのために生きているのですから。

■脳内物質は腸内細菌にコントロールされる

腸内細菌が脳内物質をコントロールしていることを、私たちは通常動物と無菌動物における脳内代謝物の網羅的な探索により明らかにしてきました。無菌動物とは、体中に微生物がまったくいない動物のことで、特殊な無菌飼育装置で飼育します。

通常動物と無菌動物を比べて、それぞれどんな物質が腸内でできあがっているのか、体内に菌がいることによって出る特異な脳内物質、いなくても出る脳内物質など、それらのすべてを調べていきました。

脳内物質として検出された一九六成分のうち、腸内細菌に影響を受けない脳内物質は一五八成分ですが、残りの三八成分の脳内物質は腸内細菌によって産生促進や抑制を受けているのです。

腸内細菌が、大脳皮質内の代謝物に大きな影響を与えていることが解明され、「脳のルーツ」はまさに腸にあるということが明らかになってきました。特に、神経伝達物質である**ドーパミン**は、腸内細菌により抑制されます。

マウスを使った私たちの実験結果では、無菌マウスのドーパミン量は、腸内細菌を有する通常マウスの二倍多く産生されていることがわかりました。通常マウスと比較しても、無菌マウスでは、ドーパミンが多いことによる運動量の増加や精神的な苛立ちの低下がはっきりあらわれるのです。

その一方で、ドーパミンの前駆物質（つまりドーパミンをつくり出す物質）は、腸内細菌によってつくられます。そのため、通常マウスのドーパミンの前駆物質である大脳内「チロシン」の濃度は、無菌マウスに比べてはるかに高い濃度なのです。

パーキンソン病は、ドーパミンの枯渇と関係が深いとされています。また、もし過剰なドーパミンが産生されたなら、統合失調症に陥ります。このように、腸内細菌は、ドーパミン産生のバランスを取り持っているのです。

また、GABAは無菌動物ではほとんどできないけれど、通常動物、つまり腸内細菌がいる動物にはつくられます。腸内細菌が、脳の活性化に大きく関係していたのです。

認知症の人に「ウェルシュ菌」といわれる悪玉菌が多いと、先に述べましたが、うつ病とか認知症のような精神的な病気では、向神経薬が処方されるため、それが原因で便秘を引き起こし、腸内腐敗を進行させています。

腸内環境が悪化すると、細菌の出す毒素、有害物質が吸収される率が高くなり、それが毛細血管を通じて全身に蔓延《まんえん》していきます。**脳に障害を与えるのも、この流れによります。腸内環境が悪くなれば、さらに認知症も進行させるのです。**

腸内細菌が大脳の代謝系に大きな影響を与えており、脳の健康や疾患、その発達や衰弱、さらに学習や記憶および行動にも関与しているのです。

7　私たちのからだは体内微生物に生かされている

■体重の二・五キロは体内微生物

腸というものは、人体の内部であると、誰もがそう思います。しかし、腸のなかは、じつは外部なのです。内部とは細胞内のことです。腸のなかはいわば空洞で、外部が自由に流れこむ空間なのです。

私たちがいて、自然がある。腸のなかはまさに、その自然なのです。口があり、肛門がある。消化器はその二ヵ所をつないでいるチューブ。そのなかは体内ではなく外部なのです。その外部である自然が、腸管のなかでなぜか豊饒《ほうじょう》に繁茂しています。それが腸内細菌の世界です。腸内細菌の世界が、私たちの生存にとってもつ意味を知るとは、自然全体を知ることだといえるでしょう。

大腸にいる腸内細菌の重さは一・五キロ。腸内細菌以外の菌、口腔とか膣などにすむ菌を含めると、体内微生物は二キロから二・五キロあるという驚きの世界です。あなたの体重から二・五キロひいたものが本当のあなたの体重ということになります。人間はこの世に菌とともに生まれ、菌とともに死んでいくのです。

■体内微生物が寿命をコントロールする

しかし、腸内細菌の八〇パーセント近くはいまだに解明されていません。

この体内微生物によって私たちの寿命はコントロールされています。自分が生きているのではなくて、微生物によって生かされている。そういう側面があるのです。

この地球の重さはどれくらいでしょうか？　その重さの構成は推定ですが、全体の三分の一は水、三分の一は土、そして残りの三分の一の重さは微生物の重さとされています。

この地球上でいちばん重い生物はなんと微生物だったのです。さらにこの微生物によって土壌をつくり、森林をつくるという地球環境をコントロールしているのです。さらに、人を含めたさまざまな動物や植物をこの地球上で生かしているのです。

私たちのからだも同様に、体内微生物、特に腸内細菌によってコントロールされ、生きるも死ぬも体内微生物しだいです。**日常生活の食事や睡眠、飲酒喫煙の習慣、薬の摂取などが腸内細菌のあり方を決定し、その決定された腸内細菌バランスが、健康増進や病気を発症す**

るかしないかを左右しています。

食べ物は流れ流れて、最終的に大腸内にすむ腸内細菌のエサとなります。どんな食べ物のカスをどれだけ送りこむかによって、あなたの腸内細菌がおとなしくなるか、活発になるか、暴れ出すかが決定するのです。そういうものと私たちは共生しているのです。

しかも流れていく菌もいるけれど、ずっと腸のまわりにくっついている菌もいて、くっついている菌はまた増殖していきます。この繰り返しが、私たちのからだを決定づけているポイントなのです。

8 どのような菌をもつかが、その人の運命を決める

■無菌動物は約一・五倍も長生きする

このように膨大な腸内細菌がいるということはどういうことなのでしょうか。

無菌動物をつくるには、帝王切開か子宮切断を行い、無菌的に胎児を取り出し、無菌飼育

装置内で成育させます。

これは一九五〇年代初頭に開発された技術ですが、この無菌動物がつくり出された結果、体内微生物、特に腸内細菌の役割が明らかになりました。

からだにまったく菌のいない無菌動物と、通常体内微生物がすんでいる動物とを比べてみると、**無菌動物のほうが明らかに約一・五倍ほど長生きします。**

普通の動物の場合、メスがオスより長生きしますが、無菌動物ではその関係が逆転します。

つまり体内微生物が健康や寿命の鍵をにぎっているのです。

人間のオス、つまり男性の寿命が八〇歳だとすると、無菌の男性は一二〇歳まで生きる計算になります。しかしこれはありえません。私たちは、体内微生物とともに生きる宿命をもっていますから。

■赤ちゃんは母親から腸内細菌をもらう

胎内にいる赤ちゃんは無菌状態です。

お母さんの胎内から産道を通るとき、赤ちゃんはお母さんから菌を受け継ぎます。母親の腸内細菌と赤ん坊の腸内細菌を比べると、大部分ではありませんが同じ菌です。

胎児の無菌状態から感染して通常化していく過程で、感染の葛藤があるはずです。宿主の免疫機能と入った菌との葛藤、ぶつかり合いがあって、負けていく菌もあれば、免疫にうち勝ってすみつく菌もいるわけです。

そういう免疫の機能性をやわらげたり修正するのも、腸内細菌のもつ機能かもしれません。菌の生存作戦、戦略です。生きて縄張を確保するために、いかに免疫機能をダウンさせるか、そのポイントをクリアして積極的に腸内細菌は定着するのでしょう。**腸内環境の個人差から菌の個人差がつくられてくる**わけですから、頭のいい子が育つのはいい腸内環境が自然とできているのでしょう。

腸内環境が悪かったら、まず吸収が悪く、頭に栄養がいかないし、本来あるべき代謝が十分に働かず、それが脳の活性化の低下につながっていきます。

どのような菌をもつかということが、その人の健康、寿命、病気の発症に深く関係しているのです。どのような菌がどのように関係しているのか、それが研究課題としてうかび上がり、その成果が次々と明らかになっているのが現代なのです。

二——肉食と野菜食とヨーグルトのすすめ

1　好きなだけ肉を食べて、健康でいられる秘訣がある

■肉が一なら、野菜は三の割合で

肉はだめだということではありません。たとえば、今の私は**一日あたり、肉を一にして野菜を三、つまり一対三の割合**で食べています。これが**理想的バランス**と信じています。

日本人の食生活は、時代とともに変わってきました。昔、主食はコメが中心で炭水化物摂取が多かったのです。肉を食べるようになって、脂質、タンパク質が多くなり、腸内細菌のバランスも変わってきました。

お年寄りで、自分は肉を食べているから元気なのだという人がいます。一日一〇〇グラム程度なら、食べたほうがいいと私は思います。**肉を食べたら、その分だけ野菜をとればいいのです。**バランスがよければそれで何も問題はありません。**きちんと大便が出る習慣が維持されていればいいのです。**

野菜もしっかり食べることがよいのは、そのなかに**食物繊維、ビタミン類やミネラル成分**

もいろいろあるからです。

以前、『長生きしたけりゃ肉は食べるな』(幻冬舎)という本が出ました。私が思うには、著者の若杉友子《わかすぎともこ》さんは肉が食べられない環境にあっただけで、それだけのことのようにも思えます。私の考えは、**食べられるときには食べればいい、**そういう考えです。

江戸時代でも、人々は肉を食べていました。一種の薬というか精をつけるものとしてでしょう。食べるときは、そのものの名前をいわず木の名前をいった。かしわとか、さくらとか、ぼたんとか、もみじとか。そういうふうに名前を変えて食べていたようです。

先日、佐賀牛のすごくいい肉がきて「好きなだけ食べていいよ」といわれ、みんなは一〇〇グラムというのですが、私は「五〇〇グラム、できるだけレアでお願いします」といいました。そこにいた人たちは「えーっ」と驚いていました。ぺろっと食べ、ワインもたっぷり飲みました。それでも翌日なんともありません。

肉以外のものは食べないというのでは問題だけど、日本人の食の知恵を発揮して、肉も食べ、野菜も食べればそれでいいのです。

韓国料理なんてまさにそうです。焼き肉も、あれは肉料理ではなく、野菜中心の料理といっても過言ではありません。必ず野菜につつんで食べるでしょう。サンチュという野菜の上にエゴマの葉をのせて、焼いた肉類をのせ、さらにコチュジャンをからませて、巻いて食べるのが正式な食べ方です。キムチも一緒に食べることで、こうしてたっぷり野菜をとることができます。

■ヨーグルトは一日三〇〇グラム

野菜とともによいのが**ヨーグルト**です。ヨーグルトを食べるとき、**理想的な量は、毎食後一〇〇グラムずつ、一日三〇〇グラム**でしょう。私は、朝に五〇〇から六〇〇グラム食べています。

便秘の女性に朝、昼、晩と、ヨーグルトを食べる時間帯をそれぞれ変えてもらい調べたところ、朝にヨーグルトを食べた便秘女性の排便が改善されたというデータもあります。朝と昼の食事の残滓《ざんし》物が次の日の朝に出て、夕食の分は次の日の夕方の四時か五時に便意をもよおすとされています。

海外のデータですが、乳がん予防効果についてのヨーグルト摂取における調査があり、毎日二五〇グラム以上食べていた人々のほうが、食べない人々より罹患《りかん》率が低かったという結果が出ています。疫学調査の結果をみても、毎日三〇〇グラム前後、毎食一〇〇グラム前後のヨーグルトを食べるのが理想でしょう。

さらに、腸内環境をコントロールするために海藻の利用も大切です。テレビで昆布の活用を紹介していました。昆布を細かく切って水につけておき、そのだしを料理につかう。昆布そのものをオリーブオイルに浸けこんで、いろんな炒めものにつかう。ミネラル分が出ているので、食品素材のよさを引き出すのでしょう。

海藻、ワカメをしっかり食べたらすごい大便が出てきます。未消化ですから、これって昼に食べたやつだなとすぐわかります。このように、山の幸、海の幸をまんべんなく食べるのがいいでしょう。

2　長生きする人は、腸にたっぷり「ビフィズス菌」をもっている

■長寿村の驚くべき食生活

山梨県上野原市に棡原《ゆずりはら》という地域があります。一九七〇年代当時は、「長寿」地域として有名でした。その地域が長寿村であることを世間に知らしめたのは、甲府市在住の古守豊甫《こもりとよすけ》

先生でした。その古守先生の依頼で、私も長寿村の腸内細菌解析調査に行きました。

この地域の人たちの食事は、自家製の野菜、特に根菜類やあわ、ひえをベースにして肉や魚はほとんど食べません。以前に牛が川に落ちて死んだときだけ、みんなで肉を分けあって食べたという伝説があるくらいです。

傾斜地で水がないから田んぼがつくれない。コメもそれほど食べられません。それでも九〇歳のおばあちゃんで、子どもを十一人産んでも元気でいらっしゃるのです。十一人も産めば女性のからだはがたがたじゃないですか。どうして元気なのか。やっぱり食べ物と運動です。

棡原地区の食べ物は、ほとんど自家生産です。みそ、酒まんじゅう、ごま、さといも……。よく坂道を歩く習慣があり、足を見せてもらうと、土ふまずの発達がすごくいい。**足の裏からの刺激が、からだ全体のバランスをよくしています。**

当時、理化学研究所主任研究員であった光岡知足《みつおかともたり》先生と四人で調査に行ったのですが、食事のシーンや、食べ物の写真を撮りました。

食卓には白菜をたっぷり使った鍋。豆類やコンニャク、酒まんじゅうなども出てきました。そのほとんどが野菜料理。これらを写真に収めると、あちこちで料理の写真を出してくれるなと念をおされました。こんな貧しい料理（?）しか、食べていないのかと思われ、「嫁がこなくなるから」と。
翌日の朝、十何人かの長寿の皆さんに大便を出してもらいました。さすがに野菜ばかりで肉や魚が恋しくなった私たちは、帰りに「先生、なんか力が出ませんね」「そうだよな、あの料理ではちょっとな」といって、すし屋によってすしを食べました。このあと培養しなければならないんですから、すしでも食べないと力が出ない。「やっぱりこれですね」「さといもと大根と白菜ではちょっと……」の会話が懐かしく思い出されます。

■不老不死の鍵をにぎる腸内細菌

棡原地域の高齢者から得られた大便中の腸内細菌を解析したところ、すでに解析済みの都会の老人に比べて、**この村の老人は「ビフィズス菌」の菌数が有意に高いのです。**

べつにヨーグルトを食べているわけではない。野菜をベースにしたものばかりです。野菜類、根菜類、酒まんじゅうのような発酵食品、自家製みそ……。何よりも食物繊維量が、普通の農村に比べて五倍も多く摂取されていると伺いました。

不老不死の生き方ですね。畑作業中、ぽっくり立ったままで亡くなることもあるそうです。やはり、**食物成分と適度な運動が、病気を起こさず、寝たきりにならない体を形成している**

ことに納得した次第です。

調査当時は、交通の便が悪く、人々の移動は少ない状況でした。しかし、今ではこの地域もすっかり変わってしまいました。コンビニエンスストアができ、首都圏の通勤圏内になりました。

今では、子どもたちが先に死ぬという「逆さ仏」現象が起きているそうです。つまり、死ぬ順序が違うのです。高脂質、高タンパクの食生活、運動をする必要がない「よい生活」になってのことです。

3 「うんちは出ないもの」と思っている女性たち

■女性の二人に一人は便秘で悩んでいる

人間が直立歩行をするようになって、腸にものをためるという習慣ができました。四足のときには、どこにでも垂れ流していたのかもしれませんが、立って歩くことによって大便をためるようになり、便秘になってしまうという形をつくったのかもしれません。

草食動物の排便姿は、肉食獣に攻撃を受けやすい無防備な状態です。動物の場合では、腸からなかなか便が出てこない排便は死を意味します。ぱっと済ませて早くその場から逃げ出さなくてはいけない。においが自分のいる場所を教えてしまうからです。

野生に生きていない人間だけが便秘になったのです。

現代の女性の二人に一人は便秘になっています。生活習慣のなかで排便が行われていますが、便意をもよおすのは一日に二、三回です。毎時間、便を出したいというのではなく、やっぱり朝ごはんを食べたあとに便意をもよおすことが多いですね。

ところが、専業主婦の女性などはそのときにがまんをせざるをえないのです。朝はトイレを子どもたちやご主人に占領されて、行きたいときに行けない。そしてほっとしたときには、もう便意は消えてしまい、これを繰り返すうちに便秘になってしまいます。

それと**女性は男性より便秘しがちな体質**がありますから、小さい頃から便秘がはじまり、改善のしようがないとあきらめている人が意外に多いんです。

一週間以上も便秘状態の方は、たいてい水曜ぐらいになると頭が痛くなって「うーん」と思うようですが、それを通りすぎると「なんともない」といいます。で、どうするのかというと週末に薬で出す。その繰り返しです。これは**「週末トイレ症候群」**といわれています。

この便秘女性の状態は**「便秘を気にしない無頓着な便秘意識」**ともいわれています。便秘は「病気ではない」と思っていらっしゃる方がいかに多いことか。それはとても危険なことです。

■便秘は大腸内に有害物質をつくり出す

便秘でなくても大腸がんになる方がありますから、便秘イコール大腸がん発症と結びつけるのは早計かもしれませんが、**便秘というのは大腸内にものをためておくことですから、有害物質を産出する条件をつくってしまいます。**

その有害物質が、大腸の特にS状結腸と直接接触してしまうと、そこにがんリスクが高まります。便秘症の方は、意外とその危機感がありません。

便秘の実害は、頭痛のほかに、ニキビや吹き出物が出る、肌の状態が悪くなり、黒ずんで見える。化粧ののりが悪く、乾燥肌になる。おなかがぽっこりする、目の下にクマができたり、冷え症になるといった血行障害などにもあらわれます。

便秘によって物質の出納がうまくされていないので、血流が悪くなります。冷え症も目の下のクマも、毛細血管の血行障害です。

なんといってもバランスの悪い食事が、便秘を引き起こします。自分の好きなものしか食べていない人も多いことでしょう。食事は腸内細菌のバランスに直接影響を与えます。善玉菌の好きなエサ、悪玉菌の好きなエサがあり、それしだいで善玉菌が増えもするし減りもする。悪玉菌も同じく腸内に送りこまれてくるものをエサとしているのですから、増えもすれば減りもする。

だからこそ食事を基本から考える必要があるのです。

4　おならが出ることはいいことである

■「おならがよく出る」のは悩み？

食事とか体質、あるいは環境によってどんどん悪さをする腸内細菌が増えていきます。便秘がちで、食べ物のバランスが悪く、運動はしない、さまざまなストレスを感じている。その結果、現代の日本人で腸内環境がいちばん悪いのは、若い女性たちともいわれています。彼女たちのなかには、大便が出ないのが普通と思っている人もいます。それを改善しようとする女性も知識が十分ではありません。

「先生のいう通りヨーグルトを食べています。でも大便は先生のようには出ません」といってくる学生がいました。「どれくらい出てるの」と聞くと、「ちょっと」と答えます。

どこに理由があるのかすぐわかります。

「それを隠れ便秘というんだよ。なぜかというと、あなたは野菜を食べていないでしょう。繊維がないから出ないいんだよ」

「あ、そうですか。ヨーグルトを食べたら大便が出るのかと思っていました」

「ヨーグルトももちろん効果はあるけど、野菜も食べたほうがいいんだよ。明日は、さつまいもとヨーグルトを併用して食べたまえ」

「さつまいもを食べると、おならがよく出てしまいます」

「おならが出ることはいいんだよ。ただくさいとまずいんだよ。ほかの悪玉菌が有害物質をつくるからくさくなるんだ」

こんな調子ですから、**若い女性ほど腸が老化しています。**腸内環境が悪くなっている。それが腸の老化です。

■ヨーグルトは全国で七五〇〇種類もある

腸内環境を整えてもらうために、ヨーグルトや乳酸菌飲料をとることを、よく皆さんにすすすめます。あるいはサプリメント。そういうと、ではどれがいいのかと必ずたずねられますが、なにしろ種類はたくさんあるのです。自分に合うものを試して見つけるしかないでしょう。

ヨーグルトでも日本全国で七五〇〇種類あります。全部菌が違うのではありません。**いわゆるヨーグルトというのは、乳酸菌である「ブルガリア菌」と「サーモフィルス菌」をつかって、牛乳を発酵させたものをいいます。**また、ビフィズス菌などを乳酸菌と合わせたものもあります。つかっているのは、せいぜい三〇〇から四〇〇種類くらいでしょう。それらの組み合わせをベースにして、アロエなどのトッピングを入れていくと種類は増えていきます。

一社あたり五、六品あれば、地方を含めて七五〇〇種類くらいのヨーグルトが生産されていることになります。身近に手に入るものを試して、自分の腸内環境に合うヨーグルトを探しましょう。

便秘薬を使用しても便通がない。二週間に一度がせいぜい。そういう重度の便秘女性たちを対象にして、腸内環境の改善を実験したことがありました。毎日三〇〇グラムのヨーグルトを食べてもらいました。

その結果は、ほぼ一週間後にあらわれました。腸の蠕動《ぜんどう》が回復して便通があったのです。乳酸菌やビフィズス菌の働きで、乳酸や酢酸が腸内に出され、それが腸壁を刺激したのです。

彼女たちの便を調べてみると、悪玉菌の「クロストリジウム」などが減り、「ビフィズス菌」などの善玉菌が増えていました。

便秘薬でその場しのぎを続けていると、薬はやがて効かなくなります。腸内環境は悪いまま固定されてしまいます。日本人の若い女性ほど腸の老化が進んでいるという憂慮すべき事態は、もう放っておけないところまできています。

5　間違ったダイエットは、腸の老化を早める

■「糖質ダイエット」は間違っている！

さらに若い女性には、ダイエットをされている方も多いでしょう。**食べることをがまんしてしまうために、食べカスが大腸に達しないということが、腸内環境を悪くしている大きな要因です。**

リバウンドなしにダイエットをするのであれば、きちんと食べなくてはだめです。食べないということがリバウンドを生み出す要素ですから、だんだんカロリーを減少させていく形

がいいでしょう。

糖質をカットするダイエットがあります。それがいいという体質の人もいるでしょうが、なんでも真に受けてまねをするというのもどうなんでしょう。人間の個体差というものはとても大きいものです。

炭水化物も脂肪も、大腸にくる量は少なく、ほとんどが小腸で吸収されます。大腸にくるのは食物繊維とか消化しきれなかったものです。腸内環境を整えるという点では、食物繊維が大事なポイントです。**いかに食べカスを多くするかが決定的です。**

炭水化物が必要なのは、腸ではなくむしろ脳です。脳の栄養はブドウ糖（グルコース）です。脳は全身の八パーセントの重さなのに、エネルギーの二〇パーセントをつかっています。ですから、炭水化物に含まれるブドウ糖は、脳の機能を活性化する大事なものです。

何かをカットするのではなく、食物繊維の多いものをたくさんとるよう努力しましょう。ヨーグルトや乳酸菌飲料と同時に、食物繊維を毎日とることで、腸内環境をよい方向にもちこみ、便秘を改善することができるのです。

私の進めている腸内細菌パターンと生活特性との関係に関する調査でも、**腸内に「ビフィズス菌」をもっている人は、五九歳の女性でも便秘をしません。**

その人の生活情報を見ると、ヨーグルトや乳酸菌飲料をとり、パンを食べて、野菜も食べているという相関が、統計学的に有意な関係であることが認められました。

■パン&ヨーグルトは「ビフィズス菌」を増やす

私たちの調べたデータでは、**パンを食べている人にはビフィズス菌が多く見られました。**何か小麦成分に関係があるように思えます。

パンはご存知のように、酵母の発酵の力で、練った小麦粉を膨らませます。酵母菌は発酵につかっているだけで、そのあと焼きますから菌は死んでしまいます。パンを焼いたあと、菌体成分がいくらか残っているという程度でしょう。

パンにつかう酵母は、「サッカロマイセス・セレビシエ」という菌種です。この菌を腸内細菌としてもっている人がいますが、菌数は少なく、どういう影響を与えているのかは、まだわかっていません。ですが、**パンとヨーグルトの組み合わせはビフィズス菌を増やす、**というデータがあります。ドリンクタイプにすればよりパンと合うでしょう。

東南アジア七ヵ国の子どもたち、それぞれ三〇人くらいずつの糞便をあつめて、腸内細菌バランスの解析が実施されました。シンガポール、タイ、中国、台湾、韓国、日本、インドネシアの七ヵ国です。その検査によると、インディカ米を食べている子どもたちは、ビフィズス菌の菌数が少なく、パンを食べている家の子どもたちは、ビフィズス菌の菌数が多いと報告されています。

こういう結果を見ると、小麦にビフィズス菌を増やす何かがあるかなという気がします。コメを食べるとき、脂っこいものや塩からいものがほしくなります。うまみの成分としてそれが必要です。この点で、パンはちょっと違うのかもしれません。腸内細菌の機能を分析する調査のデータを見ても、パンというもの、小麦というものとビフィズス菌との関係について、認識を新たにしました。

6　便が細くなってきたら、老化のサイン

■便所は「からだの訴えを聞く」ところ

過度の飲酒の習慣は、腸の老化を早めています。**青森県はいちばんの短命県**ですが、アルコールをよく飲みます。それで早く老化がはじまっています。普通は五〇代と六〇代のあいだに大きな溝があり、そこを境にして老化が進むのですが、青森ではその溝が四〇代と五〇代のあいだにあるのです。

その原因は、コメ、塩分、そしてアルコールでしょう。東北地方のある病院の内科の医師がいっていました。ここでは怖くて、患者さんに「毎日どのくらい飲んでいますか」と聞けない。「半分にしなさい」といったら、「じゃあ五合ですか」といわれたそうです。「五合かよ」と、その先生は大笑いしていましたが、ちょっと飲みすぎですね。

老化が進むと、老人性「さい便」がはじまります。便が細くなる。私は「細便」かと思っていましたが、本当は「賽便」と書きます。

本人も意外とそれに気がついていません。いわれて気にかけてみると「最近どうも細くなったわ」とか「なんでこんなに細いの」と驚くのです。若いときはあんなに堂々と立派に太かったのに、いつのまにか細いうどんみたいになっちゃって、と。

賽便が認められたら、その人の老化がはじまっています。腸の押し出す力が弱くなっているのです。あるいは量が食べられなくなって、食が細くなっている。大便の量が少なく押し出す力も弱いので、大量に出ないのです。

同時に、肛門の柔軟性もたぶん弱くなっているでしょう。便が細い。出しきれていない。なんか残っている気がするというのが老人の特徴でしょう。

もとのように戻したいとしたら、**運動と食べ物**でしょう。**運動で腸腰筋《ちょうようきん》を鍛える。**食べられるということは大事です。**明らかに食べている人のほうがよく出ます。**そして、**野菜を中心とした食事が基本**です。生野菜ではなく、煮たものとか、蒸したもの。あと豆類はいいと思います。それをよく噛んで食べる。

便所というところは、文字通り「**お便りどころ**」です。「からだの訴えを聞くところが、便所なんですよ」というと、皆さんびっくりされます。

■和食で食物繊維を多くとる

老人になっても食欲の衰えない頑強な人もいますが、たいていは食が細くなります。食が細くなれば必然的に便の量は少なくなり、便秘になりがちです。脂っこいものはそう食べたくはない。そういうとき、**伝統食が有効**です。

食物繊維の多い食材を並べてみるとわかりますが、みんな伝統的な和食の材料です。

さつまいも、さといも、やまいも、大根、にんじん、れんこんのような根菜類。大豆、おから、えだまめ、あずき、きなこのような豆類。しいたけ、しめじ、えのきのようなキノコ類。ひじき、わかめ、こんぶ、めかぶのような海藻類。ほししいたけ、切干大根のような乾物類。

かつては「**常備菜**」とよぶおかずがありました。ひじきの煮もの、豆の煮もの、切干大根の煮もの、筑前煮などです。それに季節ごとの漬物もあります。こういったものが毎食少しずつ多品種出されていました。みんな食物繊維が多い。納豆やなれ寿司、干物の魚のような発酵食品も和食のすぐれた食品です。

太い便を出すことが目的ではありませんが、こういったものをいろいろと並べて、箸をつける食卓を取り戻したいものです。腸内環境が整えられるので、特に老人には必要だと思います。

私がお便りどころで感動したのは、めかぶが大量に入ったうどんを食べたときでした。大食いの私は二人前食べたのですが、極太の便がするするとぐろをまいて便器におちました。感動のあまり写真に撮ってしまったほどですが、こういうものを食べていれば賽便には無縁でいられそうです。

海藻の繊維を分解する遺伝子をもった腸内細菌である「プレビウス菌」が、生の海藻を食す日本人の腸からしか検出されず、北米人の腸には繊維分解遺伝子が存在しないということが、最近の研究で明らかにされました。

それは、海藻の繊維の分解能力を有する「海洋細菌」の遺伝子が、プレビウス菌に伝達されたらしいのです。**長年の食習慣が、腸内細菌の能力さえも変えるという好例です。**

なお、このプレビウス菌は、私たちが分離し命名提案した新種の腸内細菌です。

7　わかりやすい「うまさ」は短命のもと

■大腸がんを引き起こす四つの原因

世界がん研究基金と米国がん研究協会から、一〇年に一度、「ザ・レポート」という報告が出されます。最新の二〇〇七年版には、**大腸がんリスクの四つのポイント**として、次のものが挙げられていました。

一、肉類および加工肉の大量摂取
二、野菜不足
三、運動不足
四、アルコールの飲みすぎ

このなかで、思い当たる方はいらっしゃいませんか？

アメリカ人は年間、どれくらい肉類・加工肉をとっているのでしょうか？　驚くことに、**一人あたり年間一二三キロ**とされています。**毎日、三四〇グラムもの肉類をとっている**ことになります。つけ合わせにフライドポテト。これでは、脂肪のとりすぎ状態です。

アメリカ人は、昔から肉類の摂取量が高かったわけではありません。一九二〇年代以前は、肉の摂取量は低かったのです。

第一次世界大戦後の特需景気のおかげで、それまでの燻製《くんせい》や塩漬け肉ではなく、各家庭に生肉を大量に保存しておく冷蔵庫が普及しはじめ、毎食食べることが可能になったときから、一挙に大腸がん患者数が増えはじめたのです。車が普及し、運動不足をもたらしたこと、そしてもちろん、野菜不足も増加に一役を担っているはずです。

■「食事の欧米化」が、がんリスクを上げる

肉類の大量摂取が、野菜不足を招く原因であるとは、誰もが想像できます。でも日本人は野菜をしっかりとっているといわれる方もおられるでしょう。そうでしょうか。

最近の傾向はどうも怪しい状態です。

国民の健康づくりの指針として厚生労働省が提案する「健康日本21」では、**一人あたり一日三五〇グラム（緑黄色野菜一二〇グラム、淡黄色野菜二三〇グラム）以上の野菜をとるよ**

うにすすめています。食物繊維での換算では、一八歳以上の男性で一九グラム、同じく一八歳以上の女性で一七グラム以上の摂取が期待されていますが、その値を比較的達成しているのは六〇～六九歳といわれ、二〇～四〇代では一二グラムだそうです。やはり、現代の日本人は野菜不足といわざるをえません。

現在、日本人の肉類の摂取量は、年間五〇キロ前後だそうです。一九五〇年代は五キロ前後でしたから、この六〇年で十倍も肉類の摂取が増加し、**動物性脂肪の摂取量は男女とも一四〇～一五〇パーセントも増えている**のです。

動物性脂肪過多・野菜不足という「**食事の欧米化**」は、日本人の疾患の種類も変えてきました。がんの発症率がうなぎ上りです。

今の母親は、子どもが肉が好きだとなるといつでも肉を出そうとします。子どもに合わせて好きなものしか食べさせていません。それがよくないという認識をもっていません。結局、親も子どもと同じものを食べてしまう。家族全体の食事傾向に問題が波及してしまいます。

都内のある小学校で、一年生から六年生までの児童全員にアンケート調査をしました。肉は好きですか、野菜はどうですか、というふうに聞いていきました。肉が大好きと答えた児童がなんと全体の六四パーセント。野菜は食べないという児童が二〇パーセントもいました。絶対に食べないという子もいました。

肉が大好きで野菜を食べない子は、そのうち便秘している子が六〇パーセントもいたのです。また、排便時間が不規則な子は四〇パーセントもいました。

さらに、からだをつかわない、寝不足、食べ物はかたよっている、と今の小学生の状況は惨憺《さんたん》たるものです。

8　生きがいは健康意識とつながっている

■沖縄県の肥満度は全国一

長寿県だった沖縄の女性の平均寿命が三位に落ち、男性はなんと三〇位にまで落ちました。沖縄の男性は三〇代、四〇代で死ぬ人が目立ちます。**さらに、肥満度は男女とも全国一です。**

かつて沖縄はよく生野菜を食べるところでした。さらに、海藻も全国一食べる県でした。北海道の昆布は琉球（沖縄）に行って、そこで加工して中国などに出していましたから、昆布をよく食べる習慣があったのですが、その昆布を食べる量も減っています。

動物性脂肪のとりすぎが、沖縄県の短命化を促進しています。食べ物に必ずスパムとよばれる豚肉のクズ肉を入れる。ゴーヤチャンプルも昔の調理法では島豆腐や海藻を入れていました。今は、スパム、コンビーフを入れないと食べない。ビーフカレーライスにさらにスパムを入れないとおいしくないというくらい、生活に密着しています。つまり、脂身がおいしく感じさせているのです。

某フライドチキンメーカーの売り上げの三分の一は沖縄県だそうです。大きなボウルにフライドチキンをごっそり入れてもっていくと大喜びされるのが沖縄なのです。アメリカ人の食習慣が、すっかり沖縄の人たちに浸透してしまったんです。

また、沖縄県は車社会で、運動量がきわめて少ないのです。アルコールも度数の高いものが多く、アルコールを飲みすぎています。

■長寿第一位の長野県の取り組み

昔のことですが、長寿県が東京、大阪、名古屋、九州だったことがあります。なぜかというと、要するに医療体制が整っているところだからです。今の長寿県は、食べ物に気をつけているところ、食べ物と健康についての考え方がしっかりしているところで、長寿県は逆転しています。

長野県が男女ともに第一位の長寿県になったのは、全県をあげ、市町村レベルで、食生活改善運動を推進したためです。長野県は塩分のとり方に問題がありました。塩分の高い漬物をよく食べ、脳卒中が多かったのです。

塩からくすれば、ごはんはおいしいのです。脂身と塩分はごはんをおいしく食べるいちばんの要因です。長野県では塩分を減らすというのではなくて、塩分のうまいとり方を教えたのです。こうすれば健康にいいですよ、という指導です。

さらに長野県民は、野菜の摂取量が全国一位だそうです。おやきや野菜たっぷりな麺類など、野菜のとり方も多様です。一日の目標野菜摂取量三五〇グラムを超えて、男性は三七九グラム、女性は三五三グラムもとっているのです。

ですから、七五歳未満の県民における発がん死亡率は全国一低いとされています。長年にわたって進められてきた食生活改善推進委員や、保健指導員などの組織がしっかり活動してきた結果ともされています。

さらに、大事なことですが、**高齢者の有業率が男女とも最も高い**とされています。まわりから期待されている役割があり、生きがいをもつことが、健康意識を高めることにつながっているのではないでしょうか。

三――腸内細菌にはとてつもない可能性がある

1　**腸内細菌を変えればやせる！**

■二一世紀になってからの最大の衝撃

二一世紀は「腸の時代」、「大腸の時代」といわれています。なぜ腸の時代なのか？　いろんな病気の原因が腸にあることを超えて、想像もしていなかった広い範囲に腸がかかわっていることが明らかになったからです。

そこに、二一世紀になって最大の衝撃がもたらされました。それは**「肥満と腸内細菌の関係」**です。

無菌動物と普通動物に、同じ飼料を与えて、どちらが太るかというと、普通動物、つまり腸内細菌のいるほうが太りやすいということがわかっています。今まではエネルギー摂取の多さが太る原因と思っていたのですが、無菌動物では太らないため、つまり**腸内細菌が肥満の有無を左右している**ことが明らかになってきたのです。

■肥満者の腸内細菌には明らかな違いがある

このことを、ヒトをつかった実験で証明した研究が発表され、大きな話題となりました。ショックでした。二〇〇五年、米国の有名な科学雑誌「プロナス」（PNAS・米国科学アカデミー紀要）では、無菌動物と普通動物の違いから起こる肥満のデータが、二〇〇六年の英国科学誌「ネイチャー」には、ワシントン大学のジェフリー・ゴードン博士たちのチームによる、腸内細菌パターンと肥満の関係が載りました。

肥満者と非肥満者の腸内細菌を調べると、明らかな違いがありました。さらに、肥満者をダイエットさせると、一年後にはやせ形の腸内細菌パターンに近づくというデータが出されました。腸内細菌のバランスが変化するからです。

また遺伝的に肥満症のマウスの糞便を無菌動物につけると、つけられた動物の総脂肪量が増えます。**つまり、肥満は体質ではなかったのです。腸内細菌が肥満度をコントロールしているとは**驚きです。

さらに、二〇一三年九月、米国科学誌「サイエンス」に掲載されたゴードン博士らの研究論文によると、片方が肥満、もう片方がやせ形の双子四組を選び出し、腸内細菌が大量に含まれるそれぞれの大便を無菌マウスに投与すると、**肥満者の大便を投与したマウスは太り、やせ形の人の大便を投与したマウスは太らない**ということが発表されました。

構成している腸内細菌のパターンの違いは、肥満の結果ではなく、無菌マウスという手段を用いているため、腸内細菌が直接、肥満を引き起こす要因と考えられるわけです。

やせの大食いとか、水を飲んでも太るとかいいますが、これは**腸内細菌のバランスの違いをいっていた**ということになります。

肥満は、エネルギーの摂取量が多すぎるということはもちろん関係がありますが、腸内細菌を放っておいては、いくら減食してもだめですよという話です。

ただ、「私が食べても太らないのは、腸内細菌がいいから」と安心してしまうのもどうでしょうか。何かの病気をもっている可能性があります。

2 私こそ世界一の腸内細菌職人

■新しい解析装置「DNAシークエンサー」

これまでも人間の臓器のなかで、**大腸が最も病気の種類の多い臓器だ**ということはいわれていました。

私が四〇年前に研究生活に入ったときは、大腸がんの成因に関与する腸内細菌を探すことが、困難かつ大きなまた最終的なテーマでした。その手はじめに、大腸の病気である「**潰瘍**《かいよう》**性大腸炎**」、「**クローン病**」、「**大腸ポリープ**」、「**家族性大腸ポリポーシス**」、そのほかの大腸にかかわるさまざまな疾患をもつ患者から糞便をあつめて比較研究していました。

潰瘍性大腸炎とは、大腸粘膜に潰瘍やびらんができる原因不明の非特異性炎症性疾患です。**クローン病**とは、口腔から肛門までの全消化管に、非連続性の慢性肉芽腫《にくがしゅ》性炎症（増殖性炎症）ができる炎症性疾患のことです。どちらも原因は不明とされています。

また、**大腸ポリープ**とは、大腸の粘膜の一部がいぼ状に盛り上がったもので、腫瘍性と非腫瘍性に大きく分けられます。大きくなるとがんを含む可能性が高くなります。**家族性大腸ポリポーシス**とは、大腸に一〇〇個以上のポリープ（ポリポーシス）が発生する遺伝的な疾患のことです。

腸の研究者にとっても、二一世紀は大変動の時代のはじまりです。なんといっても腸内細菌を調べる方法が大きく変わったからです。腸内細菌を人工的な環境下で育て解析していく従来の「**培養**」という手法から、培養を介さない、つまり「**遺伝子をつかって**」解析する手法が開発されたのです。

遺伝子を解析する「DNAシークエンサー」という装置の普及により、腸内細菌の実態把

握が可能になったのです。そして、二一世紀になって、より新しいツール、次世代型シークエンサーの開発により、詳細な腸内細菌の全体像が見えて、ようやく全容が明らかになったのです。

■「培養法」は職人的技術が必要だった

従来の培養という手法は、腸内細菌を見たといっても、すべてを見ているわけではありません。**腸内には一〇〇〇種以上の腸内細菌が存在していますが、培養可能な腸内細菌は約三〇〇種くらいで、あとの約七〇〇種は培養困難な未知の腸内細菌なのです**。

私は二五年間、培養法を用いて腸内細菌を理解することを継続してきました。当時、ほとんどの菌は培養できているはずだと思いこんでいました。その思いこみは大きな誤りで、研究の発展を阻害していたのです。

私はこれまで培養法で研究した論文をたくさん発表してきました。日本でも、いや世界でも、その方法で解析した腸内細菌の論文を数多く出してきたのは自分だと思っています。腸内細菌の実態を把握する目的で、培養法を用いて生きた腸内細菌を分離して同定する（分類学上の所属や名称を明らかにする）のです。

菌属レベルのビフィズス菌（学名はビフィドバクテリウム）にとどまらず、そのなかにさらに細かく分類される菌種レベルでの「ロングム菌」（ビフィドバクテリウム・ロングム）とか、「アドレスセンティス菌」（ビフィドバクテリウム・アドレスセンティス）といったものを明らかにしてきました。

ところが、すべての腸内細菌を培養できているかというと、どうもこれまでの方法では培養が難しい腸内細菌が多いらしい。そのことを感じはじめ、今の方法でだめならばどうするかと悩んだあげく、やはり培養を介さない手法、つまり、腸内細菌の遺伝子をつかった解析法に転換せざるをえないと思うようになってきました。当時、四五歳でした。

私は培養から腸内細菌の研究をはじめて、その後、培養を介さない手法を採用してきました。ですから、私は両方の持ち味を知る、唯一の細菌学者なのかもしれません。

それまでの培養法について説明しますと、私のようなタイプの腸内細菌学者の天下でした。つまり、腸内細菌を嫌気性培養後、寒天培地上に生育する集落（コロニー）を見て、光学顕微鏡を用いて、菌の形態を観察し、この菌は何の菌かを同定するわけです。

特殊な技能をもつ職人的な集団の世界だったのです。

■主流は「DNA解析法」へ

ところがこのような方法から得られた成績は、再現性が得にくいため、悔しいことに、海外の学術雑誌に作成した論文が受理されることはありませんでした。

それで、そのはてにたどりついたのは、結局、腸内細菌の遺伝子レベルでの解析でした。**これは、誰でもその手法をマスターすれば、瞬く間に答えが出ます。**

また、遺伝子をつかうということは、同じ方法でデータを出しますから、データの信頼性、データの再現性、データの比較に問題は起こりません。この点で、遺伝子をつかって解析する方法が最適とされています。

解析する際のサンプルは、大便のなかの腸内細菌由来のDNAのみ。まず菌体からDNAのみを抽出します。それをDNAシークエンサーを用いて解析するのです。

私たちの研究室では、この二年間で三〇〇〇人の糞便をあつめて、腸内細菌を解析したところ、どのような菌がいるかをパターン化できました。

培養法では、二五年間で三五〇から四〇〇検体しか扱えなかったのが、培養を介さないDNA解析法では多数の大便中の腸内細菌解析が可能となったのです。

そして、現在の腸内細菌の研究方法は、**腸内細菌の遺伝子を用いて解析するのが主流**となっています。

3 大腸は「きたない、くさい、きけん」の三K臓器

■大便中には危険な発がん物質が大量に含まれる

私は、大腸がん患者の大便を実験中に飲みこんでしまったことがあります。

腸内細菌を培養によって解析するために、大便を何段階にも希釈することが必要です。今でこそ、使い捨てのピペットやチップを用いて希釈しますが、当時、研究室では滅菌したガラス製のピペットで大便を希釈していました。そして、考えられないかもしれませんが、直接、口で吸い上げて、希釈していくのです。さすがに濃い大便溶液には残渣《ざんさ》物が多く、すぐ詰まることがありました。また、無理をして吸いこんで、勢いあまって飲みこんでしまったこともあるのです。

気持ち悪くてまいりました。「絶対、俺は大腸がんになる、これで感染してしまった」と、本当に悩んだことが昨日のごとく思い出されます。

大便中には、いろいろな発がん物質、発がん促進物質、細菌毒素が大量に含まれていますから、当然、危険です。有害物質が小腸上部に入っていくわけで、吸収されてしまったらま

ずい。本来、大腸まで出せるものが小腸で吸収してしまうのですから。現在、大便を取り扱うには、細菌感染を避けるための安全キャビネットの使用が義務づけられています。

■誰も見向きもしなかった大腸研究

私が研究生活に入った頃は、大腸は「**三K臓器**」とよばれていました。**きたない、くさい、きけん。それでKが三つ。**大便なんて誰も見向きもしませんでした。「大腸はできそこないの医者がやることだ」なんていう人がいるくらいでした。

私が理化学研究所に入所したとき、光岡知足《みつおかともたり》先生から与えられた研究テーマは、**「大腸がんに関与する腸内細菌研究」**でした。さまざまな大腸疾患と腸内細菌の研究に明け暮れる毎日でした。

たとえば、潰瘍性大腸炎とクローン病の炎症性腸疾患も興味あるテーマでした。一九七〇年代は、それらの診断基準を多くの研究者が知恵を出し合って議論していました。どのような症状を潰瘍性大腸炎やクローン病と判断するのかの基準です。

それ以前は、確固たる診断基準が定められていなかったので、それほど患者数は多くありませんでした。その診断基準が出されてから、患者数が大幅に増えました。さらに食事の欧米化にともない、患者数が増加していきました。

大腸がんの研究でも、当時は、大便中から腸内細菌が産生する発がん物質や発がん促進物質を同定して、盛んに議論されていた時代です。

そして一九七〇年代は、大腸がん発症に関与する腸内細菌研究の重要性が認識され、数多くの新しい腸内嫌気性菌の発見、そして、命名提案がなされてきました。その真っただ中にこの身を置けたことが、今日の私を形成したといっても過言ではありません。

米国でも、大腸がんと腸内細菌の研究が盛んに行われていました。米国の研究者たちの研究成果に後押しされる形で、私も**「日本人の腸内細菌とは何か」**というテーマと格闘していました。

ところが研究の進展は、結局たくさんの菌がありすぎてわからないのです。もし、「この腸内細菌のつくるこの物質が大腸がんのもとです」といえたなら、ビッグニュースです。

胃がん発症の要因としての「ピロリ菌」の発見は、ノーベル生理学・医学賞をとり、結局、消化器がんはピロリ菌や腸内細菌による「慢性感染症」という概念に変化せざるをえない状態になりました。ここまでの結論を得るために、二〇年近い時間が必要でした。

最近では、発がん物質の特定のかわりに、**腸内細菌そのものを知ること、どうすればよい菌が増えるのか、さらに現在、私が試みている腸内細菌の機能の研究**にと、研究の進め方が変わってきています。

4 「腸内細菌革命」が、健康のあり方を劇的に変える

■呼気ガスから腸内細菌パターンがわかる？

呼気ガス中のアンモニアガス検出によって、**「ピロリ菌」**の存在確定が可能になりました。尿素を含む錠剤を投与して、尿素の分解によって生じるアンモニア濃度を調べれば、その存在が確認できるのです。

将来は、腸内細菌も大便を提供してもらわず、呼気ガス成分解析によってわかるようになるかもしれません。

呼気ガス成分の五〇パーセントは、空気中の窒素ガスです。残りの腸内ガスは、炭酸ガス、メタンガスや水素ガス、そのほか微量のガスなのです。

窒素ガス以外の呼気ガスの大部分は、腸内細菌が産生したガスです。今はその微量なガスでも測定できる時代です。**呼気ガスを測定することで、腸内細菌のパターンが判明する。これも一つの大きな「腸内細菌革命」といえます。**

腸内細菌と呼気ガスの相関性がわかり、また微量ガスの測定が可能となれば、特定の腸内細菌の検出もできるということになります。腸内ガスは、食物繊維を分解する腸内細菌がガス成分を産出します。ですから、一定程度の食物繊維をとってもらい、一日目、二日目、三日目と呼気ガスを調べるという手法もあるでしょう。

■ますます多くの研究者が実態把握にのり出した

新しい研究領域開拓のおかげで、そこまで腸内細菌をやるかと思うくらい、ありとあらゆるものが腸内細菌と関連していることがわかってきて、研究者の幅も広がっています。

誰もが腸内細菌を取り扱える環境になったのは、培養を介さない手法、DNA解析によって腸内細菌の実態が把握できるという新しい手法があればこそなのです。

人類が腸内に数多くの細菌がいることを知った五〇年後、つまり、一九五〇年代は**嫌気培養法の確立、無菌動物の作出、そして抗生物質による腸内細菌のコントロール**の三つの方法が確立された時期でした。これは**「第一次腸内細菌革命」**といえるでしょう。

腸内細菌の二、三割は培養可能であるけれど、七、八割は培養困難な腸内細菌です。腸内細菌に「実と虚」があるとすれば、「実」は培養可能なもの、「虚」は培養困難なものといえるでしょう。

私たちは、今まで「実」だけに光をあてて見てきました。腸内細菌の大部分である「虚」の暗黒世界。培養困難な腸内細菌に、遺伝子による解析がくわえられ、その全容が少しずつ解明されるようになってきました。この新しい「腸内細菌革命」によって、今後さまざまな発見が起こると確心しています。

5　新時代を切り拓く私の「腸内細菌革命」とは

■「培養法」の強みを活かした私の研究方法

腸内細菌が、遺伝子によって全容解明に拍車がかかったのは一九九五年以降です。最近、「次世代型DNAシークエンサー」が出現しました。これは大量サンプルの解析が可能となるという新しい時代にふさわしいツールです。

腸内細菌の把握は、その遺伝子による解析を用いてなされているのが現状ですが、生きた腸内細菌ではなく、遺伝子でしか理解できていません。世界の今の研究者は、生きた腸内細菌を見たことのない人ばかりです。これが**DNA解析の功罪**でしょうか。

だからこそ、「この腸内細菌は、この病気と関係している」と証明するには、やはり生きた菌を扱える培養法でなければならないのです。私にはその両方が扱えるという強みがあります。

ただ、培養法は、多額に研究資金が必要な割には成果が出ず、根気のいる仕事です。

そして、培養するには、「培地」が難しい問題をはらんでいます。

Aという菌が入ると、Bという菌が生育しやすい。Bという菌が入ると、Cが発育する。Cが発育すると、Dが生育できない。

おそらく腸内は、こういう共生・拮抗関係があるに違いありません。私たちはそれを培養に利用して、**「菌の共生関係同士で、菌を培養する方法」**というものを考案しました。

現在、これまでの培養法とは違った特殊な培養法を創製しました。この方法はビオフェルミン製薬株式会社から私の研究室に派遣され、研究を推進してくれた田中良紀君の努力に依拠しています。

■新技術で未知の腸内細菌に迫る

今までの培養法では、まず、培養液寒天培地に**集落（コロニー）**が出てきます。そして、

生育の早い菌（優勢菌）と**生育の遅い菌（劣勢菌）**が見出されます。それから、生育の早い大きなコロニーのまわりに、生育の遅い小さなコロニーがぽつぽつと生育する姿が見えてきます。**この生育の早い菌が、何かエキスを出して生育の遅い菌を助けているような生育状態がしばしば観察されます。**

そこで、生育の早い腸内細菌を用いて、細菌を通過せず、その産生物だけを通過させるために、**「メンブランフィルター」というものを用いて、共生菌を取り出そうとする方法**を考案しました。この方法は、理化学研究所とビオフェルミン製薬とで、すでに特許を取っています。

この方法により、従来考えられてきた共生菌の検出法よりも優れた方法を提案できました。**すなわち、Aという菌が出す物質を、Bという菌が利用し、Bという菌が出す物質がCという菌を抑制する。この共生関係をうまく利用した、斬新な新しい培養法です。**

この方法やさらに改良した培養法を駆使して、いまだ解明されていない未分類、未検出の腸内細菌に迫ろうと、とてつもない作業に取り掛かっているところです。

■目標は「腸内細菌で免疫をコントロールする」

このように新しい腸内細菌を発見することは、次の研究に大きく寄与することになります。

世界の研究者がさまざまに腸内細菌を使える環境を整備することは、次世代の「腸内細菌革命」に拍車をかけることになるのです。

私の最終的な目標は、**腸内細菌によって「免疫をコントロールすること」**だと考えています。その免疫をコントロールするためにどのような腸内細菌がよいのか。どのような腸内細菌が悪い働きをするのか。この菌はどんな病気を発症しやすいか。この菌をなくすためにはどんなことをしたらいいのか。

腸内細菌をめぐってもっと多様なアプローチがあれば、「腸内細菌を見て、あなたの健康の天気予報を占いますよ」といった病気予防の方法もしっかりしてくるでしょう。

6　腸内細菌はさまざまな病気に深く関与している

■乳酸菌飲料やヨーグルトが院内感染を防ぐ

院内感染によって、高齢患者が被害を受けて亡くなられる事故が、しばしば新聞紙上で伝えられています。

入院患者への治療としての抗生物質や免疫抑制剤投与により、**耐性菌や抗生物質により誘導される「毒素産生腸内細菌」などが暴れまわるため、**院内感染のリスクが高まっているのです。

大阪府立病院では、これまで、院内感染予防に努めておられた感染症予防のエキスパート、松岡喜美子《まつおかきみこ》先生らのご努力により、**入院前に乳酸菌やビフィズス菌をとること**をすすめてきました。この病院がそれをすすめていなかった時代とすすめている現在では、明らかに院内感染の発症率に差があり、投与をすすめたほうがよい結果が得られたとしています。

入院患者が乳酸菌を入院前にとる場合、あまり種類などの制約をつけずに、患者がすでに飲んでいる生菌製剤やヨーグルト、乳酸菌飲料などを積極的にとることをすすめるそうです。要は、免疫力の低下を防いで、腸内環境を改善しておこうというのが狙いと考えられています。

■特定の腸内細菌の有無が病気につながる

病気になったときの腸内細菌と、病気になる前の腸内細菌では、治療の影響もあり、構成パターンがかなり異なってくることは想像がつきます。

アルツハイマー病や認知症の場合に、特定の腐敗細菌が増えているのは、腸管運動の低下や下痢状態も関係しています。**結果的に、腸内細菌のバランスが崩れてきたとき、ますますひどくなる**というのが現実です。

一般的には、腸内細菌の構成と機能は、**生活習慣や食べ物**と関係して決定づけられます。そうして決められたパターンが健康を維持し、病気の発症に関係します。**また逆に、病気が、腸内環境や腸内細菌の構成パターンを変え、病気の悪化に寄与するのです。**

ある特定の腸内細菌を腸内にもっている人は、その生活ぶりから考えて、将来、認知症リスクが高いか、低いかなどといえる日がくるかもしれません。診断の基準として、腸内細菌の構成パターンが重要なポイントになる時代がすぐそこにきています。

二〇一二年、英国科学誌「ネイチャー」で、中国の研究者によって、**「Ⅱ型糖尿病の進行には、腸内細菌が深く関与している」**という報告がなされました。

解析もここまできたのかと思うほど、ますます腸内細菌研究の重要性が出てきたように思える報告でした。

私は、糖尿病予備軍（血糖値高値）の人たちから継時的に大便を提供してもらって、腸内細菌の変動が症状改善にどう結びつくのかを検討してみたいと願っています。

現在、約三〇〇〇名の健常成人から大便を提供してもらい、腸内細菌の解析を実施していますので、このなかに糖尿病因子の高い方、すでに病をお持ちの方もおられるでしょう。より精査して解析を進めていくと、何かより新しい発見があるように思うのです。

血糖値高値の人たちを追跡して、糖尿病進展の引き金となる腸内細菌の探索を進め、この人々の腸内から特定菌が見つかれば、それはすごい発見になるだろうと淡い期待をもっています。

7 実態を知らずに、真の革命は起こせない

■腸の衰えが、脳の衰えを引き起こす

人のからだ、特に腸内環境は、いつまでも同じ条件であるとはいえません。ですから、健康増進・病気予防のために、常に**「何をするか」**が肝心です。

ましてや個々人、顔が違うように、腸内環境も誰一人同じでないことを理解する必要があります。**腸内細菌の構成も、三人いれば三人違います。**その違いをふまえて、どういうふう

に展開していくかが大切なのです。

我が国の国民医療費は、三八兆五八五〇億円（平成二三年度）。そのうち、七五歳以上の高齢者に使われている医療費は約三四パーセントだそうです。さらに、今の団塊世代が七五歳に達する二〇二五年あたりには、国民医療費は五四兆円に達するとされています。

我が国の国家財政に大きな影がさしており、たとえ、消費税にたよっても限界があるように思えます。

高齢者はさまざまな病気を抱え、高血圧、糖尿病、がんなどを併発している場合が多いものです。その対策として、生存のためにさまざまな「先端医療」が施され、その都度、費用が加算されていくわけです。

このように、高齢化はさまざまな課題を突き付けられているのが現状です。しかしながら、老化にともなう脳の衰えを指摘する人は多いけれど、腸の老化を指摘する人はいません。

加齢による腸の衰えは「腸内細菌の構成パターンの老化」に結びついているのです。**つまり、腸年齢が根幹で、それが脳の衰えにつながっているのです。**

■動脈硬化が起こる原因も腸内環境にある

脳溢血、脳梗塞などは、腸の老化を発生源としています。いずれの病気も血流の悪さ、つまり動脈硬化が関係していて、**動脈硬化が起こる大きな要因は「腸内環境」です。**

いまやすべての病気の原因は腸内細菌だと多くの研究者が思っていて、こぞってこの分野に入ってきています。「あらゆる医療は、大腸からはじめなければだめだ」ということになってきて、なんでもかんでも腸に求められているのが現状です。

私たちは、ある菌が多い人はどんな病気になりやすいか、なりにくいか、そこまでいけるように努力しているところです。

「この菌は、糖尿病の予備軍に特異的な菌である」

そういうことが知りたいのです。糖尿病の発症に大きくかかわっている菌が見つかれば、それを検査するキットもできるでしょう。血液あるいは唾液成分でもかまわないから調べて、その菌との相関性のシステムをつくれば、病体の判定にかなり寄与できるでしょう。

二一世紀における「腸内細菌革命」の中身は、腸内細菌の全容解明です。

この一〇年以上の進展を見ると、確かにある特定の腸内細菌の解明は進んできていますが、それが実際に病気の発見に結びついたり、病気の発症を抑えたり、治療に役立っているかというと、まだまだそうではないのです。

四——男の腸と女の腸はどこがちがうか

1　女はたまり、男はくだる

■腸はストレスに気づいている

私たちの腸は、便を通じてストレスがあることを知らせてくれています。ストレスは腸自身の動きとともに、腸内細菌のバランスを変えてしまいます。

定年で退職した中間管理職の寿命は六八歳。これは、ストレスが要因です。

ストレスは複雑な機能でからだに影響を与えますが、それに対する腸の一つの反応として結節（小さな突起）をつくる動きがあります。そうすると、丸っこい便になってしまいます。「兎糞」といいますが、これが**「痙攣《けいれん》性便秘」**の大便です。ぽろぽろ便といえばおわかりになるでしょう。

これは、大腸の過剰な運動が原因で、便秘と下痢が交互に起こりやすくなります。消化・吸収のスピードと腸の運動が合っていないため、便がうまく運ばれなくなってしまいます。

小さな丸い便がくっついてやっとこさっとこ出てきたら、「何のストレスかな」と思ったらいいでしょう。本人が気づかなくても、腸はストレスに気づいているのです。

「先生のいうようにごはんも食べているし運動もしているのに、便秘ぎみなんです」という人に、「ストレスはありませんか」とたずねると、「そういえば、今ちょっと家族がもめていまして」なんてことがよくあります。「経営がうまくいっていなかった」という男性もいました。

痙攣性便秘とは反対に、「弛緩《しかん》性便秘」というものがあります。まだ残っている気がする、出しきれていないという感じがして気持ちが悪い。

これは運動不足で、インナーマッスルである腸腰《ちょうよう》筋が鍛えられていないのです。 運動不足や加齢、無理なダイエットなどで筋肉が衰えたことで、腸の運動が鈍くなるためにこういった便秘が起こります。

■二〇代女性は便秘世代、四〇代男性は下痢世代

便秘世代のいちばんは二〇代女性です。それから三〇代、四〇代、五〇代、一〇代の女性となっていて、二〇代は二人に一人が便秘です。残りは一〇人中三、四人が便秘です。そうでありながら、今は女性でも下痢症の人はいますし、このような悲惨な状況があります。

「女はたまり、男はくだる」 ということをいいますが、男はなぜくだるのでしょうか。

四〇代男性は下痢世代です。うつの人に下痢が多いといわれています。**下痢の原因はなんといってもかたよった食事とストレスです。**四〇代男性というのは精神的に追いつめられることも多く、いちばんの自殺世代でもあります。

また、中間管理職でいる世代だからともいえるでしょう。下からは突きあげられ、上からはののしられる。家に帰っても怒られる。そういう行き場所のない男性たちの病気の一つが、**「過敏性腸症候群」**です。

この病気の主な症状は下痢です。しかし下痢だけではなく、便秘の場合もあるのです。便秘もあれば下痢もするという中庸タイプもあります。検査をしても、炎症や潰瘍など目に見える異常が認められないのに、下痢や便秘などの症状が起こる病気です。

よくいわれるのは、大便がちょっとしか出ない、なんとなく気持ちが悪いという方が多いですね。だからトイレのある場所にとても詳しい。山手線内、あるいは地下鉄でトイレのある場所の地図をつくれば絶対売れると思っていましたが、もうアプリがあるということで、びっくりしました。

過敏性腸症候群は、別名**「各駅停車症候群」**といいます。トイレのある場所をよく知っています。降りる駅のトイレは和式できたない。地下から上に出たところはくさくてだめ。ずっと歩いていくと公民館があって、そこのトイレはちゃんとペーパーもあるし、静かに大便ができる。理研にきたら、食堂の手前の建物のトイレと、クラブのトイレがあって、そこはともにオーケーだとか。または途中の駅のトイレはきれいで必ず大便が出ますとか。

そんなことを詳しく話す人もいるので、「過敏性腸症候群なの？」と聞くと「違います。ちゃんと大便は出ていますから大丈夫です」「いや、それは間違いなく過敏性腸症候群だって」などと、いい合いになったりしています。

結局、これはストレスからきています。会社に近づくにしたがって、トイレに行きたくなる。帰るときにはトイレは必要がない、というところにそれがあらわれています。

ストレスは腸内細菌のバランスを変える最大の要因といってもいいでしょう。

2　腸がきれいな人は、素肌も美しい

■約七割の女性は「素顔に自信がない」

毎年、春の到来とともに、素肌感を生かしたメイクやスキンケアが注目されます。

私がアンケートを実施した、美容を保つことを大切にしている三〇代、四〇代の女性たち

は、**約八割が「素顔のきれいさは、腸の調子に反映する」**と考えていますが、自分のことになると**約七割が「素顔に自信がない」**と答えています。

また、彼女たちの三人に一人は、自分の腸内年齢が「老化」していることを自覚し、腸内年齢は実年齢プラス一二・七歳とかなりの老化を実感しています。

また、**約六割の女性が、フケ顔ならぬ「フケ腸」に悩んでいる**ことがわかりました。また、腸の調子と素顔の関係を見ると、腸内環境が悪い人、腸内年齢が老化している人ほど、素顔の自信度も低下する傾向が見られました。

そのためか、すっぴんで出かけられるのは、主に「ゴミ捨て」か「徒歩圏内のコンビニ」まで。三〇代、四〇代女性にとって「子どもの送迎」は素顔ＮＧが常識で、「ママ友」にでさえ素顔を見せたくないと思っています。

ちなみに、お化粧なしで外に出られなくなった年齢は、平均で二二・八歳となり、二五歳の曲がり角を曲がる前に「素顔外出」は封印されたようです。

■「腸内美活」で大きな効果を実感

老化した腸内環境を改善するための腸内ケアとして人気なのは、**「ヨーグルト・乳酸菌飲料」の摂取**で、彼女たちの約半数が、忙しい毎日のなか、身近な発酵乳製品を手軽に摂取しています。

ちなみに、約九割の女性が、腸内ケアに最も有効だと考える食品は**「ヨーグルト」**で、成分では「乳酸菌」よりも、「ビフィズス菌」のほうが効果があると答えています。

美容を意識した腸内ケア**「腸内美活」**を行っている女性は約一割と少ないですが、彼女たちのうち、三人に二人は「ヨーグルト・乳酸菌飲料」をとっており、通常の腸内ケア実践者よりも積極的に腸内ケアを実践しています。

また、腸内美活派の女性はこれらのケアによって、腸内環境の改善のみならず、ダイエット、美肌、ストレス対策、デトックスなど、美容においても大きな効果を実感しています。

そのためか、腸内美活派の約半数が、素顔に「自信あり」と回答しています。

3　生まれる前のことも一生に影響する

■「飢餓遺伝子」をもった子どもは肥満になる

個人差ということを考えると、生まれる前にまでさかのぼる必要があるかもしれません。

「あなたのお母さんはあなたを産む前、妊娠期間にどんな生活をしていましたか」と聞く意味があるのです。

さて、そのことで何がわかるのでしょう。

たとえばスタイルを崩さないために、小さく産んで育てたいという人がいます。妊娠中に太って、お産後にもとに戻らず悩むケースがあるからです。そのため妊娠期間にあまり食べない。ひどい場合は「絶食状態」にまでなります。

このとき胎内の赤ちゃんに「飢餓遺伝子」が働きます。こうして生まれた子どもは必ず肥満になるといわれています。

出生後、子どもに飢餓遺伝子が働くと、どんどん食べることを求めて過食になり肥満になります。糖尿病はその結果といえます。

ですから妊娠中は栄養に気をつけて、母体のことより、子どものことを考えて食事をしていかないと大変なことになります。子どもが胎内で飢餓状態になると本当に悲惨です。

東京で調べてみても、肥満の子どもたちの母親は妊娠中に体重管理を非常に厳しくしています。低出生体重児、つまり早産の場合も、やはり腸内細菌の成立が遅いことがわかっています。一般の子と同じになるのに五ヵ月から六ヵ月くらいの時間を要します。これも大きな

郵便はがき

切手をお貼りください。

102-0071

東京都千代田区富士見一―二―十一
KAWADAフラッツ一階

さくら舎 行

住所	〒 都道府県			
フリガナ			年齢	歳
氏名				
			性別	男　女
TEL	(　　　)			
E-Mail				

さくら舎ウェブサイト　www.sakurasha.com

愛読者カード

ご購読ありがとうございました。今後の参考とさせていただきますので、ご協力をお願いいたします。また、新刊案内等をお送りさせていただくことがあります。

【1】本のタイトルをお書きください。

【2】この本を何でお知りになりましたか。

1.書店で実物を見て　2.新聞広告（　　新聞）
3.書評で（　　）　4.図書館・図書室で　5.人にすすめられて
6.インターネット　7.その他（　　）

【3】お買い求めになった理由をお聞かせください。

1.タイトルにひかれて　2.テーマやジャンルに興味があるので
3.著者が好きだから　4.カバーデザインがよかったから
5.その他（　　）

【4】お買い求めの店名を教えてください。

【5】本書についてのご意見、ご感想をお聞かせください。

●ご記入のご感想を、広告等、本のPRに使わせていただいてもよろしいですか。
□に✓をご記入ください。　□ 実名で可　□ 匿名で可　□ 不可問題です。

若い女性のダイエット熱も、将来、産む子どもに影響を与えることが心配されています。彼女たちは鉄不足、カルシウム不足になっています。鉄分が不足すると、奇形児が生まれる率も高くなります。また、カルシウム不足で骨粗鬆症《こつそしょうしょう》になる危険もあります。

■アレルギーには「乳酸菌」が効果あり
子どものアトピーも母親が関係しています。

フィンランドのツルク大学の小児科医であるエリカ・イソラウリ教授らは、アレルギー症状をもった妊産婦一三二人に対して、あえて医師と妊産婦たちに薬の内容を知らせずに行う二重盲検試験を実施しました。

母親たちを二つのグループに分け、一方には生きた乳酸菌入りのカプセル、もう一方には菌体成分を入れていないプラセボ（偽薬）カプセルを飲ませました。

母親が子どもを産む六週間前から与え、生まれたあとには、生まれた子どもにも同じものを六ヵ月間与え続けたのです。

そして二年後にアトピーの症状を確認すると、なんと偽のカプセルを飲んだほうでは四六パーセントの子どもがアトピーを発症したのに、乳酸菌を投与したほうは二三パーセントとしか発症しませんでした。

アレルギーを促進する免疫担当細胞を抑制して、正常な機能をもたせる働きを、菌自体がもっていることを意味していますが、妊娠中のあるいはそれ以前からの母親の食べるものに関心を寄せる必要があることも、この実験は意味しています。

母親がアレルギー症状をもっているなら、妊娠したら乳酸菌をとることです。しかもできるだけ高濃度の乳酸菌を。牛乳が苦手な人もいるでしょうから、そういう方は、乳酸菌やビフィズス菌の錠剤とかサプリメントがいいでしょう。コーティングによって菌がたもたれ、菌数は一定の状態に安定しています。

アトピーとか喘息《ぜんそく》の子どもの腸内細菌の数は一般の子と同じです。**ただそのバランスに違いがあります。**バランスの崩れがあるために、遺伝的な免疫担当細胞の異常を抑制できないのです。

微生物のもつ力を、人類はまだ利用しきれていません。環境そのものが微生物でつくられているのです。さまざまな腸内細菌を調べてそれを活かすことができれば、もっとすべてが変わってくるでしょう。

4　母乳と粉ミルク、どっちがよいか

ますす。

■赤ちゃんの大便はなぜ酸っぱいにおいがするのか

また母乳栄養児と粉ミルク栄養児では、腸内細菌の構成パターンが違うこともわかっています。

ビフィズス菌の菌数は、母乳でも人工乳でも変わりません。粉ミルクを飲んでいる子はビフィズス菌以外の菌、特にクロストリジウムや大腸菌などもけっこう多いことが知られています。

帝王切開で生まれた子どもと普通分娩で生まれた子どもとでは、腸内細菌の成立過程が違ってきます。お母さんの菌がすんでいる産道を通らないから、**その菌の洗礼を受けず、結果として腸内細菌が成立するのが遅れる**のです。

また、低出生体重児は、免疫力もまだ不十分で、どうしても感染を受けていろいろな病気を起こしやすいことも知られています。

順天堂大学病院の山城雄一郎《やましろゆういちろう》先生らは、そういった子どもたちにあらかじめビフィズス菌

を定着させて、ほかの菌を除外する試みをしています。

母乳栄養児と粉ミルクの人工栄養児とでは、腸内の水素イオン指数（pH－酸性・アルカリ性の度合いを示す）が違います。

pH七を中性とすると、一般の成人の腸内は、六・二から六・八の弱酸性ですが、母乳栄養児腸内のpHはだいたい四・五の強酸性です。粉ミルクを飲む人工栄養児の腸内は、pH五・〇から五・五。やはり酸性ぎみです。

腸内が酸性ぎみになるのは、ビフィズス菌のおかげです。乳幼児の腸内細菌のほとんどはビフィズス菌が優勢で、そのビフィズス菌が酢酸と乳酸を産生し、腸内を酸性側にするのです。

赤ちゃんの大便が酸っぱいにおいがするのは酢酸のためで、**酸が多いことでいろいろな病原菌を寄せつけない力があります。**

■乳糖が「ビフィズス菌」にいい環境をつくる

ミルクを与えることで増殖する菌がビフィズス菌です。**乳糖（哺乳類の乳のなかに存在する糖）があればあるほど生育環境がよくなるのがビフィズス菌なのです。**

腸内には乳酸菌もいますが、ビフィズス菌に比べると菌数は少ないのです。乳酸菌、大腸菌、腸球菌は腸内での菌数が低い菌です。**ビフィズス菌は大便一グラム中に一〇〇〇億個あるのに比べて、乳酸菌は一万個です。**同じように膨大な菌数かと、よく誤解されますが、非常に大きな勢力を占めているのがビフィズス菌なのです。

ビフィズス菌は好ましい腸内環境をつくり、私たちの健康に寄与していますが、年をとると菌数が減り、逆に変な菌が増えてきます。

老化の問題とはこの構図のことで、どうすれば改善されるかが研究の課題となっています。

5 「牛乳は悪者、人間にはよくない」という人たち

■「乳糖不耐症」の人は下痢をする

日本では乳の文化はそれほど定着していません。ヨーグルトは酸っぱくていやだという人もいます。子どもも酸っぱいものは苦手な子が多い。牛乳を飲むと下痢をするという人もい

ます。

下痢をする人は、乳糖不耐症《にゅうとうふたいしょう》といって、乳糖を分解する酵素がありません。分解されないと腸内での吸収が阻害されるので、そのまま出てしまいます。

日本人の乳糖不耐症と欧米人の乳糖不耐症の人を比べると、欧米人の乳糖不耐症のほうが明らかに症状が強く出ます。もともと乳の文化があって、それに障害が出るのですから発現しやすく深刻でしょう。

では母乳の乳糖不耐症はないのかというと、ありません。不思議に思いませんか。なぜ牛乳はだめで、母乳はいいのか。母乳の成分には違うものがあって、それが働いているのだろうと考えられます。

乳児は乳糖を分解する**「ラクターゼ」**という酵素を、授乳中に産生しています。その結果、母乳を飲んでも下痢はしないのです。

また新生児は、初乳を飲むことで、母親から免疫グロブリンA（IgA）という移行抗体を受け取ります。子どもが自身の免疫機構が発達し、自分自身で抗体を産生できるようになるまでのあいだ、この移行抗体によって守られます。**これは新生児の消化管を、細菌・ウイルス感染から守ります。**母乳にはそんな神秘的な力が働いています。

牛乳やヨーグルトを食べて下痢をするような人は、摂食をやめたほうがよいでしょう。菌を食べたかったらカプセル入りのものがありますから、それを飲めば腸内のビフィズス菌を応援することができます。

■母乳についでバランスがいいのが牛乳

「牛乳は悪者だ、人間にはよくない」という人がいますが、オリンピックやさまざまなスポーツ大会で日本人選手が活躍しているのも牛乳のおかげだといえます。

なぜなら、家庭に牛乳を飲む習慣がなくても、私たちは学校給食で牛乳を飲んできたからです。**栄養群の基本は母乳が基本になっています。それについでバランスがいいのは牛乳です。**選手たちのからだをつくっているのは、牛乳だったのです。

雪印乳業が行った「牛乳長期投与試験」では、中学一年生から三年間、牛乳を一日五〇〇CC飲ませた子と、飲ませない子を比較したら、平均すると飲んだグループが三センチほど身長が高く、体重には差がないというのです。

身長が高いわけですから、体重は減っていることになります。デブになったわけではなく、バランスがよいのです。牛乳を五〇〇CC、小さいパックを毎日飲ませることで、からだの機能を高める効果があるわけです。

6　牛乳か豆乳か、あなたはどうする

■「ヨーグルトに豆乳」が辨野《べんの》流

私の毎朝の食事は、**ヨーグルト五〇〇グラムに豆乳を二〇〇CC入れて、乳酸菌飲料を一本、バナナを一本、抹茶とはちみつを少し加えてミキサーにかけます。**それを飲みほします。六〇〇から七〇〇CCを、くいくい飲んでいます。よくそんなに飲めるねといわれますが、朝、一時間半歩いて汗だくで帰ってくるので喉が渇いているのです。

シャツを着て、スウェットスーツを着て、その上からジャンパーを着ていますから、ものすごく汗をかいている。夏場なんて一キロちょっと体重が減ります。

私は凝り性なので、こうしないと満足できないのですが、じつはやりすぎです。いい年してこういう激しい運動をすると、活性酸素が体内の細胞を酸化させて、細胞の正常な働きを失わせてしまいます。その結果、老化やいろいろな病気を引き起こします。

抹茶を入れるのは、活性酸素抑制を意識してのことで、ポリフェノールが多いからです。

ポリフェノールは、体内の過剰な活性酸素を除去してくれます。それで工夫して入れています。

豆乳を入れるのは、大豆をとるのと同じことで、イソフラボンが多いし、大豆オリゴ糖もけっこう多いためです。

■うまく取り入れるための工夫をしよう

豆乳でヨーグルトをつくる人もいます。変わったところでは、水キムチの汁を豆乳に入れて発酵乳をつくっている人もいます。その人は日本薬科大学学長の丁宗鐵《ていむねてつ》先生で、この自慢の食品を「キムチヨーグルト」といっていました。

「キムチヨーグルトというのは正しくありませんね。いわゆるヨーグルトというのは、ブルガリア菌とサーモフィルス菌をつかって、ミルクでつくったものだけをいうんですから。これはヨーグルトではなくて、キムチの発酵乳とよんでください」

私がいわずもがなの正論をいったら「あんたにそんなことといわれたくないよ」といいたそうな、ムッとした顔をしていました。それを食べてみると、すごくうまい。調べてみると乳酸菌がすごく多いことがわかりました。丁先生のように、何かしらの工夫をしてみるのも興味深いことです。

酸っぱいからいやだという子どもに、はちみつやバナナを入れて、ちょっと風味を変えてあげるのも工夫です。女性は甘くするとカロリーが上がって太るからと心配しますが、たとえば、はちみつは砂糖の一・三倍の甘味度なので、少ない量を使うことでカロリーを抑え、おいしくとることもできます。

甘くするためにはべつに砂糖を入れなくてもかまいません。どれもが腸年齢を若くたもつための工夫です。

7　青汁だけで生きている人の腸内細菌

■腸内細菌が足りないアミノ酸を合成する

「最新人体ミステリー　シンドロームX」というテレビ番組のスタッフがきて、森美智代《もりみちよ》さんの話題が出ました。彼女は一日六〇〇キロカロリーの自家製青汁を飲むだけでずっと暮らしている人です。

人間の栄養の常識をくつがえす話なので、ある人が一週間寝食をともにして生活してみたそうです。

ところが本当にそれしか飲んでいないし、食べていない。いっさいほかのものに手を出していない。ビタミン剤を飲みはじめたら太ってきたそうです。

なぜそういうからだができたのかは、腸内細菌から説明できます。**腸内細菌が足りないアミノ酸を合成して供給しているのだろう**と考えられます。

じつはそれは不思議なことではありません。

反芻《はんすう》動物である牛は、四つの胃袋をもっています。第一の胃、いちばん大きい胃袋であるルーメン内には、たくさんのルーメン細菌が存在し、これらが送りこまれた草の繊維を分解しながら爆発的な勢いで増殖します。それらを原虫が食い荒らし、これらの菌体成分、特に菌体アミノ酸が出て第二、第三の胃で吸収されるのです。

■腸内環境によって菌の能力はさまざま

人間の腸内細菌というものは、同じ菌でもその人の生活環境によって能力が違っています。

そのいちばんいい例が、パプアニューギニア高地人です。

彼らはイモを主食としています。肉類を食べる習慣がありません。彼らの腸内には空気中の窒素を固定する菌がすんでいること、あるいはアンモニアの窒素源を利用して、足りないアミノ酸を合成して宿主に供給していることが、科学的に証明されています。

ビフィズス菌はこれまで四七菌種が見つけられています。ヒトにはヒト由来の菌がいて、四七菌種のなかから七、八種がバランスよく大腸にすんでいます。**ところが種類が同じであっても能力が違うのです。**環境によって完全に純化された独自の能力を発現しています。

パプアニューギニア人の腸内環境にあるビフィズス菌は、日本人のものと同じ菌であっても能力がまったく違います。

同じように、青汁だけで生きていける人は、足りないアミノ酸を腸内細菌が合成して供給していることが考えられます。私も実際に腸内細菌を調べてみましたが、一般人とは違う菌がいるらしいというところまではつかんでいます。

五――大腸の腸内細菌が病気を決める

1　大腸がんのワナから生還せよ

■かつては「肉食の辨野《べんの》」だった

私は五〇歳から、自分の腸内細菌のバランスを変えるために一念発起した経験があります。それまでの私は、アルコール消毒を目的とした夜のパトロールをするのが大好きでした。一年のうち三六五日、いや四〇〇日以上アルコールを飲んでいたと思います。

「肉食の辨野《べんの》」だけあって、ベーコン、牛タン、鶏肉、サーモンや牡蠣《かき》など、それらにいろいろなハーブ類により味つけをして食べるのでした。そして、困ったことに野菜は食べ物として認識していませんでした。ヨーグルトなんてあんな酸っぱいものは食べ物ではないと思うほどでした。

私はどっちかといえば軟便体質で、お酒を飲みすぎると次の日は軟便でくさいのです。下痢などを呈するととても強烈なにおいでした。子どもたちからは「おやじのあとは絶対にトイレに入りたくない」と、ブーブー文句をいわれていました。

国際協力機構（JICA）の支援事業で、共同研究のため一ヵ月ほどですが、ブラジルに三回も滞在しました。そこで、運動もしないで、大量の肉類の摂取とアルコールづけの日々を楽しんでいたのです。

五〇〇グラムくらいの牛肉はレアで食べられることを自慢していました。それだけ好きな食品でした。

また、四週間、牛肉だけを食べたら腸内細菌はどう変わるかという実験をしました。肉を食べられるという喜びを感じながら、研究計画を実施しました。やはり、肉好きにもたらされた「勲章」でしょうか。

■「嫌いなものを食べなさい」といわれて

そういった生活のせいで、五〇歳頃、体重は増加の一途で八八キロになっていました。コレステロール値が四〇〇を超えて要治療。体脂肪率は三三パーセントに迫り、血圧も高い。歩いていると膝や足の裏が痛くなってきたのです。

腸内細菌の研究者でありながら、動物性脂肪のとりすぎで肥満になり、自ら大腸がんの発症リスクをまねいているようなもの。さすがにこれではまずい。

それで、管理栄養士の友人に対策を相談したら、**「べんちゃん、簡単よ。嫌いなものを食**

べなさい」といわれたのです。

そうです。**嫌いなものといったら野菜とヨーグルト**。それでいやいや野菜を食べはじめ、ヨーグルトも五〇グラムから食べはじめました。

さらに運動もはんぱじゃない。もともと体育会系ですから、からだに負荷をかけるために足に五〇〇グラムの重りをつけて歩き、二年後には二キロずつ、足に四キロ、腕にも四キロの重りをつけて歩いていました。

一時間ほど歩いただけで汗だくになって、体重も一キロから一・五キロ減ります。この体重減少はただの水分が汗となっただけなのですが……。

そのうちに、野菜・ヨーグルト生活がはじまると、酒を飲んでも野菜ばっかり注文するので「誰だ、精進料理を注文するのは」なんてよくいわれました。ヨーグルトは毎朝五〇〇グラム食べられるようになりました。

それで体重を下げるのに、私は二年かかりました。急に下げるとリバウンドがあると思い、一〇キロ前後をゆっくりと下げたのです。

2 大腸がんは、がん死のなかの死因第一位

■「一〇年前に何を食べていたか」が重要である

二〇〇三年から、**日本人女性のがんによる死因のなかで、「大腸がん」が第一位になっている**ことをご存知でしょうか？「えっ、どうして？」「やっぱり！」という反応です。

男性では現在、「肺がん」による死亡が第一位ですが、団塊の世代があと一〇年たてば、**大腸がんが肺がんを上回ることは確実**です。煙草を吸わなくなって、動物性脂肪の摂取が多くなれば、当然ながら大腸がんの発症リスクが高くなります。

大腸がんの発症要因は、「一〇年前に何を食べていたか」が重要なのです。

若い頃、肉が好きで、毎日食べても飽きることのなかった方々、心してお聞きください。特に肉食女子は野菜不足、運動不足などが絡んで、三〇代、四〇代の大腸がんリスクがぐっと上がるのです。あいかわらず食べ物の欧米化が進行しています。

一九七七年、米国では肥満の引き起こす病気が大問題となり、上院特別委員会が「米国の

食事目標（マクガバンレポート）」を発表しました。「理想の食生活は和食である」ともいわれ、その頃から、日本の和食が変質して、欧米化していったのです。

米国も、かつては「胃がん」が消化器がんの死因の第一位だった時代があります。それが「大腸がん」に変わったのは、**肉を大量に食べる食生活になったことが原因**だとされています。

日本人もかつては「胃がん」が、がん死のなかの死因の第一位でありましたが、戦後の復興とともに食生活が欧米化して、「大腸がん」がそれにかわってきています。

■大腸がんと胆汁の深い関係

諸説はありますが、なぜ肉をたくさん食べると大腸がんになるかというと、肉の成分によるのではありません。**動物性脂肪を摂取すると、「胆汁《たんじゅう》」が出てきます。**

もともとうんちには色はなく、胆汁や血液が入ると、便の色は濃くなります。動物性脂肪が多ければ多いほど、これを分解するために胆汁が出て、うんちは黒っぽくなります。

反対に、ヨーグルトだけ食べていると真っ黄色の便が出ます。胆汁と中和されるからです。健康な状態ではビフィズス菌が多いため、黄色か黄褐色になります。野菜が多いと、粘り気のないかさかさした理想的な便になります。

さて、動物性脂肪を摂取すると、胆汁は脂肪を**「脂肪酸」**と**「グリセリン」**に分解して肝臓にたくわえ、エネルギーのもとをつくります。

脂肪を分解するために使われた大部分の胆汁は、回腸末端からもう一度吸収されて肝臓に戻り、胆のうに蓄えられるのです。これを**「胆汁の腸管循環」**といいます。

しかしながら、その腸管循環をスルーして、その一部が大腸に流れてしまうと、**ある特定の腸内細菌が、胆汁のなかに含まれている「胆汁酸（コール酸）」を、発がんを促進する物質である「二次胆汁酸（デオキシコール酸）」に変えてしまう**のです。

ほとんどは循環されるのですが、ほんの数滴入ってくると、待っていましたと腸内細菌が分解して二次胆汁酸を産生するのです。

一般的に発がん進行には、**「発がん物質（イニシエーター）」**と**「発がん促進物質（ポロモーター）」**が必要です。腸内細菌が変換させた二次胆汁酸が、発がん促進物質の働きをします。

二次胆汁酸に変える腸内細菌として現在解明されているものは、**「クロストリジウム」**（六種類が判明し、そのうち三種類のクロストリジウムは、私たちの手によって新種として命名提案しました）という**悪玉菌**です。動物性脂肪の多い食生活を続けていると、クロストリジウムが増えますから、動物性脂肪の大量摂取が大腸がんの温床であることは間違いなさそうです。

また、胆汁酸の一部が入ってくると、腸内細菌がドーパミン様物質（ドーパミンに似た生理作用をもつ物質）を乳がんのもとに変えてしまうことも知られています。

こういった例があるように、腸内細菌がさまざまな病気のもとをつくります。

3　大腸はあらゆる病気の発生源

■腸内細菌研究の必要性が問われている

二一世紀は「腸の時代」といわれています。

人間のからだのなかで、大腸は病気の種類が最も多い臓器であり、肥満や糖尿病の原因にもなります。**いわば、大腸は「病気の発生源」だということがわかってきたのです。**

腸内細菌の全容が、その遺伝子解析で明らかにされるに及んで、人々、もちろん、腸内細菌学者として知られている私でさえ、この二一世紀は驚きの連続です。

たとえばそれは、研究報告数にもあらわれています。

二〇一三年一二月に、「肥満と腸内細菌の役割」についての総説を書いてほしいとの依頼を受けました。それで、肥満と腸内細菌に関する英文論文がどれくらいあるのだろうと、ネット上で調べると、約三五〇報もの論文が見つかりました。

二〇一四年一月末に再度、同じ内容で調べると、四五〇報に増えているのです。たった二ヵ月で、一〇〇報もの英文論文が出されているではないですか。

それくらい研究者には魅力あるテーマ、いえ、肥満・糖尿病が国際的なレベルで深刻な問題であり、腸内細菌研究の必要性が大切だということの裏返しでもあるのです。

■食事でコントロールできるのが大腸

腸内細菌の構成は、どんな食べカスを送りこむかによって決定づけられます。病気が予防できるか、病気が発症するかの決め手は、大腸にどんな残滓《ざんし》物を送りこむかです。つまり、「何を食べているか」です。

腸内細菌は、自然状態そのものが体内に出現しているといえます。腸内細菌という存在を知らないと、どうも人間は謙虚さがなくなってしまうようにも見えます。

いちばん大事なことは、**臓器のなかで、食事成分によって「コントロールできる」のが、大腸だ**ということなのです。

メタボリックシンドロームが問題になっていますが、それを解決するために、南米では胃をとってしまうそうです。一三〇キロ、一四〇キロの人がざらにいますから、体重を減らすためには胃をとればいいという発想です。

代謝エネルギーを減らせば太らないし、それで病気にならないからだをつくればまあ最高だ、そういう認識から胃を切除する人がいるのです。

胃がなければ、腸の負担が増えてきます。胃を全摘して食道と十二指腸をつないだとしても、慣れるまで大変でしょう。食べるとすぐ下痢をします。胃がいかにバリア的な機能をはたしていたか、とってみてはじめてわかるのです。

動物実験でも、ガストロストミーといって、胃と直腸を縫合して、なかの小腸や大きい盲腸を全部とってしまう手術があります。なぜ実施するのかというと、小腸と盲腸機能を確認するためです。それによって、栄養素の吸収や、胆汁酸代謝などの機能研究が行われています。

さらに、イレオストミーというのは、盲腸の機能を見るために空腸と盲腸をとって直腸とむすびつける手術です。このような手術を施しても動物は生きていますから、かなり順応の能力があるとはいえます。このような方法により、人々は腸のもつ不思議さに触れてきたのです。

■肥満も寿命も腸内細菌が関係している

以前、身長一七〇センチ、体重二七二キロという巨漢男性の腸内細菌を調べたことがありました。この人の腸内細菌には普通の成人とはちがうものがあり、また比率も異なっていました。

一般成人の場合は、次のようなものです。

バクテロイデス　五〇パーセント
ビフィズス菌　一五パーセント
嫌気性球菌　一五パーセント
ユウバクテリウム　一〇パーセント
クロストリジウム　一〇パーセント

巨漢男性の腸内細菌の比率は、次のようなものでした。

ユウバクテリウム　五四・三〇パーセント
ベイヨネラ　一四・九〇パーセント
バクテロイデス　一〇・九〇パーセント
嫌気性球菌　九・五〇パーセント
ビフィズス菌　八・二〇パーセント
メガモナス　一・四〇パーセント

ＤＮＡ解析をしてみたところ、驚くべきことがわかりました。巨漢男性の腸内でいちばん多かったユウバクテリウム属と思われていた腸内細菌は、そのなかでも新種の嫌気性菌だったのです。

これは極端な例ですが、**大なり小なり菌のバランスには個体差があり、大腸内にすむ膨大な腸内細菌は、私たちの健康や寿命に関係しているのです。**

4 腸内は、酸素のない「暗黒世界」

■大腸内にはどんなガスが存在している？

腸内細菌の善玉としては、「ビフィズス菌」と「乳酸菌」が代表的です。ビフィズス菌は酸素が苦手で、酸素のない環境でしか生きることができません。

では、腸内のガス成分について考えてみましょう。私たちは空気と一緒に食事成分を腸内に流しこみます。

空気の主な成分は、次のように成り立っています。

窒素　七八パーセント
酸素　二〇パーセント
アルゴン　〇・九パーセント
二酸化炭素　〇・〇三パーセント

その他微量のガス成分

小腸には酸素がありますが、大腸には酸素がまったくない状況がつくられています。なぜでしょうか？

酸素を利用する菌、つまり好気性菌である乳酸菌、大腸菌や腸球菌がそれを利用すればするほど、大腸内の酸素濃度は減っていきます。

酸素は生物にとって、きわめて有毒なものと考えられています。

ですから、大腸内ガスの主な成分は、次のようになっています。

窒素ガス　五〇パーセント
炭酸ガス　五・一〜二九パーセント
水素ガス　〇・一〜四七パーセント
メタンガス　〇〜二六パーセント

他の調査では、次のようにも報告されています。

窒素ガス　三一パーセント
炭酸ガス　三五パーセント
メタンガス　三一パーセント
水素ガス　三パーセント

このように、酸素がきわめて少ない環境です。

■腸内のガスはどのように生まれるか

私たちのからだの大部分は「水」でできています。からだのなかの水のおおまかな割合は、「赤ん坊」が八〇パーセント、「成人」は七〇パーセント、「老人」になると六〇パーセントで、加齢とともにからだの水分含有量は次第に減少してくるのです。

水（H_2O）が分解されると、**「メタンガス（CH_4）」**になります。一方、酸素原子（O）は二重結合して（O_2）の状態となりますが、不安定なので炭素（C）と結合して**「炭酸ガス（CO_2）」**となるのです。**腸内における炭酸ガスは、このようにして産生されます。**

もちろん、腸内細菌による生成や血流から腸内への拡散もあるので、容量の大きなガスとなるのです。

このように、大腸は酸素のない「暗黒世界」です。
そのために、大腸には「**ビフィズス菌**」や「**クロストリジウム**」のような嫌気性（酸素がきらいな性質）菌がすみつくことができるのです。

5　胃酸のバリアが弱くなることも原因

■口腔内と腸の微生物を隔てるバリア

胃内は強烈な酸性環境です。小腸は中性、大腸は弱酸性です。**胃液に含まれる塩酸のため、胃は強酸性があり、それがバリアとなっている。**口腔内の微生物と腸の微生物とのあいだには、胃によってきれいなバリアが張られています。

健康な人間では、菌はそれぞれ、口腔、胃、小腸、大腸など、消化器の各所にすみわけています。そこにすんでいる菌は異なっています。

生命の源である腸の状態は、老化によって悪化しますが、その理由は「**胃酸のバリアが弱くなること**」が一つの原因として挙げられます。

老人になって胃の分泌力が弱くなると、バリアがなくなり、どうしても上から悪い細菌がおりてくるし、寝たきりになると小腸と大腸のあいだにある関門がルーズになって、大腸からも菌が上がってくるのでしょう。それがますます、小腸の状態も悪くしていくことになります。

■ピロリ菌が「LG21」誕生のヒントになった

人間と違い、実験動物のマウスは、胃も小腸も大腸もすんでいる菌が似ています。マウスは栄養素の不足をおぎなうために、出たものをもう一回腸に押しこみます。つまり「食糞」といって、糞便を食べます。そのためマウスでは、胃のほうが菌が多いのです。調べてみると、マウスの胃には「乳酸菌」も多くいるのです。

この乳酸菌と、**胃がん発症の要因となる「ピロリ菌」**をめぐっては、おもしろいエピソードがあります。

これまで、バリアとなっているはずの胃に、菌はすめないと考えられていましたが、胃がんの原因菌とされている「ピロリ菌」はすむことができるのです。ピロリ菌がその菌体周囲にアンモニア膜を張って、塩酸からその身を護る機構をそなえているためです。アンモニアでアルカリと酸を中和しながら生きているのです。

余談ですが、この逆転の発想によって、乳業メーカーである明治の「LG21」ヨーグルトが生まれました。

東海大学の古《こ》賀《が》泰《やす》裕《ひろ》教授は、マウスをつかってピロリ菌の感染実験を行おうとしました。ところがピロリ菌の感染実験はマウスではできないのです。

無菌マウスではピロリ菌を投与すると定着するのですが、通常マウスではピロリ菌を胃内に接種しても定着しないのです。しかし、どうしてこういうことになるのか。

乳酸菌を腸内に豊富にもつマウスは、栄養素の再補給としての糞便を食べる習性をもっています。**したがって胃に乳酸菌が多いのです。どうもそれが原因らしい。**定着しないのは乳酸菌が多いためだ。**どうやら乳酸菌あるいは乳酸菌がつくる乳酸が、ピロリ菌を排除する機能をもっているらしい。**これはつかえる……。

先生は明治と組んで、製品の開発に取り組みます。先生はピロリ菌を排除する乳酸菌を、生菌製剤ではなく、食品にして毎日とってもらえればと考えたそうです。東海大学と明治が共同で、乳酸を多く産出する乳酸菌の株を選んで、ピロリ菌に強い食品ができあがります。

ピロリ菌を殺すわけではありません。**乳酸菌が乳酸を産生して、ピロリ菌の活動を抑制するだけです。**この食品「LG21」の21は乳酸菌の株をあらわしていますが、同時に「二一世紀は腸内細菌の時代だ」という意味合いもあるそうです。

6 花粉症やアトピーも腸内細菌が関係している

■アレルギーを抑制する「ビフィズス菌」と「乳酸菌」

腸は外部と接触する場所なので、外部から入ってくる害をなすものは排除しなくてはいけません。**腸はさまざまな外敵と戦う「最前線」なのです。**

だからそこには、監視機能をもつ免疫担当細胞がいっぱい入っています。**全身の免疫担当細胞の六、七割は、腸に存在しています。**

免疫担当細胞が最も多いのは小腸です。嫌気性菌である腸内細菌は、小腸にはすめません。酸素があるからです。本来、細菌というものは、これらの免疫機能により排除されるべきものですが、腸内細菌は大腸の免疫担当細胞からの免罪符を与えられ、そこに棲息可能となるのです。

「すんでもいいですよ」という、その許容範囲のなかで共生しているのが腸内細菌です。それはどういう意味をもっているのかというと、一つはアレルギーと関係しています。

「ヘルパーT細胞」という免疫担当細胞には、「Ｔｈ１」と「Ｔｈ２」があり、そのバランスのうえに成り立っています。

外部からきた異物や病原菌をやっつける免疫担当細胞「Ｔｈ１」が強いときには、アレルギーを起こす免疫担当細胞「Ｔｈ２」は抑制され、アレルギーは起こりません。けれど、上から異物や病原菌がこなくなると、「Ｔｈ２」が活性化してしまい、花粉症やアトピー症状を示すアレルギーを起こすのです。

ビフィズス菌入りヨーグルトを食べ続けると、Ｔｈ２細胞が減り、Ｔｈ１細胞とのバランスが回復します。上からくる善玉菌であるビフィズス菌や乳酸菌は、アレルギーを起こさない腸内環境をつくるために必要なのです。花粉症患者は、ビフィズス菌によって軽快するので、私は**「花粉症はビフィズス菌減少症」**といいきっています。

■ヨーグルトが花粉症を軽減する

私がいくらアルコールを飲んでも、くさい軟便や下痢をしなくなったのは、野菜を食べ、ヨーグルトをたくさん食べはじめてからです。いちばん驚いたのは、**花粉症が軽減したこと**です。

デブ時代の私はひどい花粉症患者でした。花粉の優秀なセンサーみたいなもので、一月頃になってくると、すぐに感じるのです。くしゃみが出て、まわりの花粉症の人たちに「花粉が飛んでるよ、飛んでるよ」と知らせるのが私の役目でした。

それはすさまじいものでした。犬を連れて朝の散歩に出ると、マスクなんか鼻汁でべしょべしょですから。帰ってきて、湿ったタオルをかぶせて、少し炎症をしずめないと落ちつけません。

それが、大嫌いなヨーグルトを食べはじめてから二年後には、花粉症の症状が不思議と軽減してきたのです。

乳業メーカーの人に「おたくの製品を毎日五〇〇グラム食べたら、花粉症が軽減したよ」といったら、「先生、そんなことありませんよ」と笑っているだけ。その当時は、みんなそんな認識でした。ヨーグルトをつくっている人も、花粉症に効くなんて思いもよらなかったのです。

あるテレビ番組で、ヨーグルトの花粉症軽減効果について論じられたのは、粘膜免疫の大家、名倉《なぐら》宏《ひろし》先生（東北大学名誉教授）でした。ヨーグルトにアレルギーの予防効果があるという研究がはじまったのは、ここ五、六年のことです。

「えっ！　あの慎重そうな先生が……」と絶句したほどでした。それを聞いて、これまでの体験が本当だったのだとすごい自信になりました。

免疫担当細胞はいろいろあり、腸内ではそれらがバランスよく機能しています。**ところが逆に、腸内がきれいになりすぎると、その機能のバランスが崩れることもわかっています。**東南アジアに行ってどんどん生水を飲んで、いろいろな菌を入れておけばアレルギーは起こりません。現地の子どもたちにアレルギーやアトピーはないのです。

7　腸内細菌だってストレスで悩んでいる

■原因不明の下痢はなぜ起こったか

生きるということと分離できないのが**「ストレス」**です。私たちの人生は、サーカスの綱渡りとたとえることもできるし、未踏の山岳の登頂の挑戦にもたとえられます。

よりよく生きようとしても、楽に生きようとしても、そこに存在する問題はストレスです。下痢も便秘もストレスからきます。生きるかぎり逃れることはできません。

人生がライブであるかぎり、あらかじめ用意された答えはありません。たとえ答えがなくとも、自力で答えを出さなくては前に進めない。**そのときに、腸内細菌のことを知っているかいないかが、効いてきます。**

腸はコントロールできる臓器です。そのポイントとなるのが自然。自分というものは、自分一人の自分ではない。自然のなかの自分なのです。

この自分への距離感が余裕となり、それによる視野の広がりが、ゆったりゆっくり進む起点になるのではないかと思います。

一五年前、韓国での国際会議に招待され、訪れたとき、私の体調はあまりよくなく、日頃、めったに遭遇しない下痢がひどくなったことがありました。何を食べて下痢になったのかもわからない。それで考えました。

「待てよ、みんな下痢をしていないし、生ものもそんなに食べていないし、腸に何かできたのか……」

下痢がひどくなった滞在中は、国際会議の発表内容を吟味して、そうとう練習していったのですが、急なリクエストがあり、連日スライド、原稿の叩きなおしをすることになってしまいました。テレビ局のカメラはきているわ、新聞の記者会見はあるわ、プレスリリースはあるわで、その前には通訳との打ち合わせがあり、アメリカ人、アイルランド人とフリートーキングしなくてはならないしで、予定がごったがえしていました。

私の下痢は、国際会議のあいだ止まらず、帰国したら調べてもらうつもりでいました。ところが、帰ってきたらよくなっていた。結局、ストレスによる下痢でした。

■ストレスを引き起こす腸内細菌がある

私たちはストレスとともに生きています。精神的なストレスもあれば、物理的なストレスもある。それが中枢神経に作用して、内分泌に影響を与え、最終的には腸内細菌の構成パターンに波及していきます。

その変化した腸内細菌が、さらに腸内環境を悪化させることによって、いろんな病気を起こしてしまいます。**「あらゆる病気の原因はストレスである」**といわれるのは、このためです。

便秘に**「痙攣《けいれん》性便秘」**というものがあると前に述べましたが、**これはからだが許容範囲を超えたストレスを受けた場合の、生体の特殊な反応だろうといわれています。**

妻が夫をピストルで殺してしまったとき、恐怖のストレスから脱糞したその腸内細菌を調べてみたら、ストレスに関係する菌の増減が見られたという報告もあります。

宇宙飛行士もストレスにさらされています。帰還するときに感じるストレスは、とりわけ大きなものがあるでしょう。帰還した直後に大便を提供させて、地上にいたときのものと比較したら、明らかに特定の菌が変動していました。

ソ連のソユーズの飛行士を調べた際、ストレスを受けるとビフィズス菌が減少したというデータもあります。

動物実験でも、同じような結果が出ています。

ニワトリに四二度前後の高温ストレスを与えたときと、与えないときとでは明らかに腸内細菌の構成パターンが違うのです。さらに、一つのケージにラットをぎゅうぎゅう詰めにすると、たくさん入れたときに起こる恐怖感やストレスが、腸内細菌のバランスに影響を与えることも知られています。

ストレスの蓄積が、からだ全体の体調や免疫関係を低下させて、同時に腸内細菌の構成パターンを変化させます。このことによって腸内のバランスや恒常性がたもたれなくなってしまい、それが病気の源になります。

ストレスに関係してくる特殊な菌があり、特定の「ユニフォルミス菌」が増えるとか、「ルミノコッカス」という特殊な菌が減るとか、腸内細菌のバランスが崩れて、さらに増悪《ぞうあく》しているとか、一九七〇年代に進展した研究の成果として、多くの報告が出されています。

8　よい薬ほど悪い薬

■向神経薬がひどい便秘をもたらす

現代では、腸の環境を無視して、こころの病いの治療のために、さまざまな薬が処方されます。しかし、腸内環境のコントロールには、あまり芳《かんば》しくない影響が出はじめています。いちばん端的な影響は、便秘になって苦しまれている方が多いと聞きます。向神経薬をのませて神経状況、精神状況だけがよくなればいいという考えですから、ライフスタイルを見たときには、非常にマイナス面が多いのです。

いい薬であればあるほど、効能があればあるほど副作用は強いものです。薬の作用というものは多様性があり、けっして一元的にはいえません。「**いい薬ほど腸内細菌に悪い**」といえそうです。

■医者は薬の副作用をもっと考えるべき

精神科のお医者さんは、どうも腸内のことに無頓着なような気がします。腸内環境のことなんか、おそらく無視されているのかもしれません。大量の向神経薬を投与するために、便秘患者をつくっているのです。

患者さんたちがみんな便秘なので、精神病院の栄養士が困っています。精神病院の栄養関係の講演会にいったら、「患者さんが便秘で困っています。お医者さんはお薬のことをもっと考えてほしい」と、栄養士の方々から口々にいわれました。

そこまで薬が必要かどうか、そういう疑問をもっていても、彼らは医者にそれをいえません。**大量の向神経薬を投与されて、結果として腸管機能自体が低下して便秘になっているのです。**

このとき、腸内細菌のバランスは必ず崩れています。

六――自分でできる腸内細菌革命

1　ヨーグルトと納豆で、新しい食習慣をつくる

■腸年齢を若くするために今からできること

「なんだかからだが重いな」というような朝があります。なかなかエンジンがかからない。その一方で、さっと床を離れ、頭もすっきり冴えた感じがする朝があります。前日の行い、ここ数日の過ごし方をふり返ってみると、何かしら思いあたることがあります。

そんなとき、意外と食生活の内容が検討されていないようです。

腸がからだの中心であること、腸内細菌のバランスが体調を支配することを考えれば、食べ物についてもちょっと振りかえったほうがよいでしょう。そのときのヒントになるものに、ここでふれてみます。

「腸年齢を五歳若くしたいなら、毎日ヨーグルトと納豆を食べなさい」

これは私がよく皆さんにいっていることです。これだけでいいという意味ではもちろんありません。バランスを考えた食生活のなかに、さらにくわえるという意味です。

どうして納豆をすすめるのか。だって、納豆の嫌いな日本人は少ないじゃないですか。外国人を自宅に泊めるとき、必ず「納豆は食べられますか?」なんて聞くくらい、日本の味覚の代表だと思っています。

私は「**納豆を毎日二パックですよ**」といいますが、その気になればできなくはないでしょう。買い物に行ったときに必ず買う習慣がうまれ、冷蔵庫に余裕をもって常備してあればできるでしょう。

■自分で効果を実感しながら続けてみよう

食べ続けてみて、なんとなくおなかが張ってきたなと感じる頃が、腸内細菌が変わってくる頃でしょう。健康に重要な働きをするビフィズス菌が増えていく過程と捉えます。一週間か十日あれば、ある程度、期待できるでしょう。

腸内環境の改善は、食べ物をつかってやらざるをえません。サプリメントでもいいから何らか投与して、自分の変化をみて検証するという形です。便秘状態が改善され、二日に一回出るようになれば、腸内環境はかなり改善されたといえます。

いずれにしても個人差があります。腸内細菌の構成パターンがどういう変化をするのか、私の研究室で、八人の男性を三ヵ月間に八回、サンプリングして調べたことがあります。

それでわかったのは、腸内細菌の構成パターンは皆同じではないということや、誰でも安定した腸内細菌を保有しており、比較的変化しにくいということでした。

ただ、極端な食生活をするとか、絶食状態にするとか、日頃食べていないものを食べるようになるというような、**明らかに目に見える変化が生活に組みこまれると、腸内細菌のバランスは大きく変わる可能性があります。**

体調に狂いが生じるような生活は望ましくないわけですから、ヨーグルトと納豆のような合理的な食習慣をおすすめします。

納豆は、納豆菌で大豆を発酵させた食品です。**大豆に含まれるオリゴ糖は、ビフィズス菌のエサですから、ビフィズス菌が増えていきます。**ということは、大豆であればべつに納豆でなくてもいいわけですね。

刻み昆布やニンジンやらレンコンやらをくわえた大豆の煮ものでもいい。昔はこういうものを常備菜として毎食、食卓にのせたものです。

豆の煮ものなら食物繊維もさらに多いしとてもよいけれど、これはちゃんとした料理ですから、誰にすすめてもできるというものではありません。納豆ならスーパーでちょっと手をのばすだけです。それに納豆の風味と食感はあきることがなく、おいしいのです。

なにしろこの発酵食品は、四〇〇〇年を超す長い歴史のなかで事故がなく、安全であることは間違いなしですから。納豆で食中毒が起きたなんて聞いたことがないでしょう。そう考えると、これに続く食品はないといいたくなります。

2　健康食品として受け入れられてきたヨーグルト

■一九七〇年は「ヨーグルト元年」

日本人の平均寿命は一九七〇年あたりから急に伸び、二〇三〇年には、女性の平均寿命は九〇歳を超えるというではありませんか。これには食生活の向上、公衆衛生の進展、高度医療の実現などが考えられます。

さて、食生活から見るとどうなるでしょうか。日本に本格的なヨーグルトが入ったのは、一九七〇年、大阪万博のときにはじめてあの酸っぱいヨーグルトが入ってきました。

いわゆるヨーグルトというのは、「ブルガリア菌」と「サーモフィルス菌」をつかって、牛乳を発酵させたものだと前に述べましたが、それが国際酪農連盟（ＩＤＦ）の国際基準です。そのほかの菌、たとえば「カゼイ菌」、「ガセリ菌」、「ビフィズス菌」などでつくられるものは発酵乳という名称を用います。

「ブルガリアヨーグルト」は、明治が当初、種菌《たね》（スターター菌）のブルガリア菌とサーモフィルス菌を輸入して、いわゆる「プレーンヨーグルト」として販売されていましたが、一九七三年にブルガリアから許可されて、「**ブルガリアヨーグルト**」の名称で販売されはじめました。**このように、一九七〇年はヨーグルト元年だったのです。**

■ヨーグルト・乳酸菌飲料がブレイクするまで

我が国における乳酸菌の健康効果を期待した「**整腸剤**」の歴史は古く、さかのぼれば第一次世界大戦の真っ最中に、ビオフェルミン製薬から製造・販売がされるようになりました。

また、代田《しろた》稔《みのる》博士が培養に成功した「**ラクトバチルス・カゼイ・シロタ株**」をつかった**乳酸菌飲料「ヤクルト」**が、一九三五年から、腸管感染症が激しかった九州地方より販売が開始され、企業努力の結果、瞬く間に全国的な広がりを見せました。

一九七七年には森永乳業が、**ビフィズス菌をくわえたミルク「ビヒダス」**を販売し、一九七八年に、世界発といってよい**ビフィズス菌の一種である「ロングム菌BB536」をつかった「ビヒダスヨーグルト」**を発売しはじめました。

一九九〇年代から「トクホ（特定の保健効果が科学的に証明されている特定保健用食品）制度」が成立し、整腸作用を有する健康表示のもと、それまでの嗜好食品から健康食品になり、ヨーグルト・乳酸菌飲料が大ブレイクしたという流れです。

しかし、今でも日本人の一日のヨーグルト摂取量は平均すると二〇グラム、大きなスプーンに一杯しか食べていません。日本人の食生活やライフスタイルが変わってきているので、腸内環境そのものが変化しています。それなのに、多くの人がこの事実にあまり気づかないままです。

3　発がん率の減少を促進するライフスタイル

■アメリカ人も大腸がんで悩んでいる

先にも述べましたが、アメリカ人の消化器がんの死因第一位は「大腸がん」です。日本から米国に移住した一世は、「胃がん」が多かったのですが、動物性脂肪の摂取が増える三世になると、アメリカ白人並みの「大腸がん」や「乳がん」が死因の上位を占めるようになってしまいました。

カリフォルニア州南部のオレンジ郡というところにロマリンダ市があります。そこにあるロマリンダ大学は「セブンスデー・アドベンティスト教会」、つまりキリスト教の再臨派がつくった大学です。

彼らは宗教上の理由から、禁酒・禁煙で、ラクト（乳）・オボ（卵）・ベジタリアンを貫いています。

彼らのがんの罹患率は、同州最大の都市ロサンゼルスの罹患率より、二〇パーセントも少ないのです。**この差が生じる理由は、やはり食べ物です。**彼らのライフスタイルが、発がんの減少を促進するのです。

■食べ物から変えていくことが大事

一般のアメリカ人は、便通は三日か四日に一度あるのが普通という意識です。これは食べ物と関係があります。

一九六〇年代後半、イギリスの食物繊維研究者であったデニス・P・バーキット博士は、イギリスの白人女子学生と、ウガンダの黒人女性の食べ物の滞留時間を比べました。

ウガンダの黒人女性の食物滞留時間は、だいたい一六時間から一八時間に一回。一キロ近いイモを食べているので、一キロ近い大便が出るそうです。

一方、イギリスの白人女子学生は、七二時間から九八時間に一回。精白されたパンと肉類をベースにして、野菜をあまりとらないので、そういう滞留時間になります。

動物性脂肪の多い食事を続けると、その結果として腸内細菌のバランスをくずし、便秘もはじまります。運動不足もよくありません。そこにストレスが圧迫する。悪い条件がそろってしまいます。

逆にいえば、大腸がんにならないためには、これらの条件を意識的に一つずつはずしていくことです。

動物性脂肪の多い食事をやめる。肉を食べるなら、野菜をその三倍食べる。便秘を解消するような食事内容に変える。運動も取り入れてみる。ストレスの強い生活を、一つずつ、よりストレスの少ないスタイルに変えていく。どれが欠けてもだめです。

4　大腸がんにならない肉の食べ方

■肉はがまんするのではなく工夫して食べる

とはいっても、動物性脂肪というものは、食べ物のおいしさのいちばんの要素です。トン汁だって豚を入れないとおいしさがありません。トン汁のおいしさは、豚の脂肪がおいしいからおいしいのです。

かつては、沖縄県民が長寿なのは豚肉を食べているからだ、などといわれました。当時は、豚肉の調理法として湯引きをしていました。なるべく脂をのぞいて、その脂はべつの料理に使うということで、量を減らしていました。

腸の粘膜も砂で洗って、干して、切って、味噌汁に入れます。香りのいいちょっとした脂肪もついていますが、動物性脂肪を減らして食べていました。

肉の脂をとるのを減らすには、牛肉なら霜降りよりも赤身を食べることでしょう。それによって脂の量はずいぶん減ります。

日本のやわらかい牛肉より、外国の牛肉がよいでしょう。アルゼンチンの牛の肉を食べましたが、けっこう固い。でも噛みしめれば噛みしめるほどおいしいんです。肉のうまみというか、草を食べている牛のうまみはやっぱり違う。濃厚飼料で太らされた牛とは違います。

このごろ、赤身の牛の肉にカビをはやした発酵肉が流行しているそうです。その黒いカビをはがして焼くそうです。肉はやわらかくなっていて赤身だからさっぱりしている。だからたくさん食べられる。

きっとその菌は常在性の菌で繊維を分解しているのでしょう。まわりにカビをはやして焼いてはがせば中身は赤身で、いちおうレアで火が通っているわけだから、味も濃いしうまいのです。

■なぜ肉食獣ははらわたから食べるのか?

肉食獣は獲物を捕るとまず、はらわたから食べます。胃内の草の発酵した液は、しとめたものの権利です。

これはいわば発酵飲料かもしれません。私たちは「腹糞《はらぐそ》」とよんでいますが、牛のルーメン(第一胃)内にある発酵性の強い液体です。反芻《はんすう》動物、牛とかヤギ、シカの内臓にはそういう要素が強いのです。

肉食獣も肉だけではだめなのです。**やっぱり発酵食品というか発酵液が重要なのです。**草だけ食べて、草を分解するためにルーメン内の菌が重要な役割をはたしています。**そこからいろいろな物質が出てくるので、その有益な液を食べるのです。**

ライオンのような肉食獣は集団で生きていますから、肉は均等にわたるけれども、腹糞だけはしとめたものが食べるのが基本になっています。

腹糞は強烈な発酵臭がしますから、ついたらにおいがはなれない。食べると狩りはできない。それでもあえてなめたい、食べたいというのですから、よほど欲求が強いのかもしれません。

5 「ロングム菌」の減少を食いとめよ

■老化してくると「ロングム菌」が減る

腸内環境の老化とは、**「悪玉菌が増えて、善玉菌が減ること」**です。それを転換する鍵となるものは、菌のエサのほかにもいくつかあります。

一つは、上から善玉菌を投与すること。老化してくるとビフィズス菌が減ります。すべてのビフィズス菌が減るわけではありません。**ビフィズス菌のなかの「ロングム菌」という菌が減るのです。**

もともと、皆さんの大腸にすんでいるロングム菌は、ヨーグルトを食べると数が維持され、さらに増えていきます。ビフィズス菌入りヨーグルトにつかわれているビフィズス菌のほとんどが、ロングム菌です。

これには昔、私が指導を受けていた光岡知足《みつおかともたり》先生のちょっとした逸話があります。まだビフィズス菌入りヨーグルトが誕生する前の話です。

先生はよくこう話していました。

「ヨーグルトをつくるのは乳酸菌だけど、やっぱりビフィズス菌のヨーグルトをつくらなきゃだめだよ」

もともと大腸にすむ乳酸菌の菌数は多くありません。**しかし、人が老化してくると、乳酸菌は増えていきます。**なぜ増えるのか、その理由はわかっていません。

老化がはじまると胃酸の状態が悪くなりますから、バリアがなくなり、そのために菌が増えるのかもしれません。

■定着はしなくても、菌を活性化させる

ところが、ビフィズス菌は減っていってしまいます。

ビフィズス菌が減るのは、腸内の酸性環境の変化や、食べ物の変化が関係しているのかもしれませんが、**消化運動の低下**が影響しているだろうと考えられます。

光岡先生の持論は、「ビフィズス菌を増やす方策として、上からビフィズス菌を入れればよい。その菌が、もともといるビフィズス菌を活性化するはずだ」というものです。

上から、つまり口から入れたビフィズス菌は、腸に定着することはありません。それでもいいのです。**上から入れられる乳酸菌やビフィズス菌は、もともといる「ロングム菌」の応援団なのです。**

ヨーグルトは、食物繊維もなければビタミンもありません。ただあるものは牛乳成分と健康に有用な乳酸菌・ビフィズス菌だけです。しかし、それらがもともといるビフィズス菌を活性化させるのです。

毎日ヨーグルトを食べる習慣は、腸の老化を遅らせる効果があると信じます。

6 「ビヒダスヨーグルト」誕生秘話

■商品開発を阻んだ「大きな壁」

ただ、ビフィズス菌というものは、酸素に弱いし酸にも弱い。とても扱いにくい菌なのです。

その当時、結局のところ、手をあげたのは発酵乳の経験がまったくない森永乳業でした。知らないことが逆によかったのですね。

「そんないいことがあるのなら、トライしてみよう」と取り組みました。この最初の製品は、正確にいえばヨーグルトではありません。**「ロングム菌ＢＢ５３６」**を、ミルクのなかに入れただけのものでした。

牛乳のなかでは、ビフィズス菌は生存可能です。

しかし、プレーンタイプのヨーグルトは酸性なので、ビフィズス菌はそのなかで生存することは困難です。しかも、ビフィズス菌自身が産生する酸やビフィズス菌が嫌気性菌であるという「大きな壁」が行く手を阻んでいました。

とにかく、ビフィズス菌の取り扱いは難しく、研究者たちが切磋琢磨して、光岡先生のもとで研究に励んでいましたが、その夢は実現できずにいたのです。

その後、「ビヒダスヨーグルト」がつくられるようになりましたが、じつは、このヨーグルトは、**ビフィズス菌単一でつくられているわけではなく、乳酸菌の力でつくられています。**一をビフィズス菌、九を乳酸菌の割合にして混ぜ、発酵させたものを、窒素充塡《じゅうてん》してパッケージにしています。**ビフィズス菌が酸素に弱いためです。**

■新しいビフィズス菌の発見と成功

二〇〇〇年頃から出てきた**ビフィズス菌の一種である「B・ラクティス」という菌**が、我が国で爆発的に使用されることで、多くの乳業メーカーからビフィズス菌の入ったヨーグルトの製造販売が可能となりました。

この「ラクティス菌」は酸に強く、酸素に強いビフィズス菌なのです。現在販売されているほとんどの乳業メーカーのビフィズス菌入りヨーグルトは、ロングム菌または、このラクティス菌のどちらかと乳酸菌との混合でつくられています。

しかし、このラクティス菌も腸内に定着しません。もともとすんでいるビフィズス菌の活性化のきっかけとなるものです。定着しないので、「毎日食べてくださいね」ということになります。

排出できるシステムのなかで、毎日ビフィズス菌を腸に送りこむ。そうすれば減っていく先住のビフィズス菌が活性化して、腸の老化を遅らせることができるのです。

腸の老化は、身体全体に影響をおよぼしますから、若さを保ちたかったら毎日ヨーグルトです。

7　究極の腸内細菌コントロールとは

■「潰瘍性大腸炎」と「クローン病」の新しい治療法

炎症性腸疾患である「潰瘍《かいよう》性大腸炎」と「クローン病」は、**免疫不全が原因**とされています。その多くは若年層で、一〇代か二〇代の男性に多いといわれています。

健康な人の大便を小腸に注入すると、「クローン病」の症状改善に、薬を投与するより効

果があったという報告が、最近、マサチューセッツ内科外科学会が発行する、世界最高の医学雑誌といわれる「ニュー・イングランド・ジャーナル・オブ・メディシン（ＮＥＪＭ）」に掲載されました。

正常な人の便を入れるという療法は、一九七〇年代にもありました。潰瘍性大腸炎の患者に健康な他人の便を肛門から注入したところ、血性下痢の症状が緩和されたというのです。

これらの報告は、治癒しない難病ともいわれるこの二つの病気の新しい治療法として、脚光を浴びています。

■「健康な人の腸内細菌とは何か？」

ところが、問題は「健康な人の大便」。つまり、**「健康な腸内細菌とはなんぞや」**という命題です。世界的な腸内細菌学者の一員として認めてもらっている私でさえ、お答えできないのです。

もし、あなただったら、誰の大便を入れてほしいですか？　ご両親、ご兄弟、妻、夫、愛すべき人。さあ、どうでしょうか？

先日、ある学会で、慶応大学医学部消化器内科の金井《かない》隆典《たかのり》教授によって、同大学医学部がこの療法の追試を実施すると発表されました。すでに大学倫理委員会の許可も得ており、患者の治療希望を述べられていました。

私が提案したのは、やはり「健康な人の腸内細菌とは何か？」ということでした。

また、健康な人の大便を「凍結乾燥」（微生物の長期保存に用いられる方法）して、それを腸溶性のカプセルに入れて、投与してみてはどうかと提案しました。どうなるか、今後の推移をぜひ見守っていきたいと思います。

では、健康な人の大便について考えましょうか。

たとえば、あなたのお母さんの便は、はたして健康で治療に役立つでしょうか？　便秘症で腸内環境が悪く、大便の質に問題があったとしたら……やはり難しいですよね。

もし可能なら、あなた自身が「健康だ」と考えられるとき、ご自分の大便を冷凍保存しておいて、急性の腸の病気が起こりそうなときに、それをカプセルに入れて投与してみるのはどうでしょうか。話としてはありえますし、そういった医療行為も一考ありと、私は思います。

■究極のオーダーメイド治療の可能性

さて本題の、究極の腸内細菌コントロール方法とは、**「ビフィズスバンク」**の発想です。「健康であったときに、あなたの大便から得られたロングム菌を、ビフィズスバンクに長期保存するのです。腸の調子が悪いとき、投与可能な形で提供しましょう」というアイデアです。

腸内細菌は各々が千差万別です。個々人の腸内細菌が、他人とどのように異なるかを観測し、これらの高度な情報を活用して、それぞれの人に最適な治療方法を計画することをオーダーメイド医療といいますが、これこそ、まさに、オーダーメイドのロングム菌治療といえるでしょう。

同じビフィズス菌であっても、株で同じ菌種のもの、しかも別の人のではなく自分の株です。**同じ日本人の同じ株であっても、あなたに合うのは私のではなく、あなたの菌株。それがあなたにいちばん合った株です。**

だからそれを長期保存し、いつでも提供できるようにしておくのです。**これこそ、究極の「腸内細菌革命」といっても過言ではありません。**

「なぜ自分のロングム菌なのか?」ということですが、腸の粘膜に存在する糖鎖と菌体の表層の糖鎖があって、これががっちり合うと、あなたのロングム菌株は腸粘膜に定着（粘着）可能となります。

糖鎖とは、細胞同士の情報コミュニケーションを担っているもので、遺伝的に決められています。

最近の報告では、子どものビフィズス菌は、母親と同じ菌株が定着することを証明しています。ですから、父親ではなく、母親の腸内細菌が子どもに伝播（感染）するのです。

8 腸トレ体操とウォーキングで快腸生活

■腸腰筋《ちょうようきん》を鍛える運動が腸に効く

便秘のない快腸生活を達成するには、**「食べ物」と「運動」の継続的な実施**が欠かせません。

運動は習慣的な運動のほかに、**「腸腰筋」を鍛える運動**があります。大腰筋、腸骨筋をあわせて腸腰筋とよんでいますが、私は以前、ヤクルト本社西日本支店と協力して、福岡の森《もり》山暎子《やまひでこ》先生のご指導のもと、**「腸トレ体操」**というものを提案したことがあります。座ってできる腸トレ体操、立ってする腸トレ体操を、いくつかのパターンで考えました。

腸まわりの筋肉をしっかりと動かし、それと連動するお尻と太ももの筋肉を鍛えるスクワットを行う。力強く足踏みをしながら、腕を交互に前につき出す運動など。

これらを立ってする場合、座ってする場合に分けて構成しています。

いずれも腸まわりの筋肉をしっかり意識して、肩の力をぬき、呼吸を大切に行います。鍛えたいのは腹筋や背筋ではありません。**「インナーマッスル」**です。

私の自己流の運動は、足をできるだけ広げて、スクワットや横ゆれ運動をそれぞれ二〇〇回くらいしています。**骨盤と肋骨のあいだのいちばんやわらかい場所、ここが鍛えにくいところです。**ふだんから鍛えようとする意識があるかないかが問題でしょう。

■マッサージやウォーキングも取り入れよう

また、マッサージも排便力を増します。おなかの真ん中あたりを、やさしく手の甲でマッサージしてあげる。そして、下腹のところもゆっくりとやさしくマッサージしてあげると、便が出やすくなります。

こういった体操やマッサージのほかにいいのは、じつは**「よく歩く」**ことです。十分な距離をしっかり歩いている人は大丈夫。一日三〇分からでもはじめてみましょう。

ウォーキングは夕方四時から五時のあいだがベストの運動時間だといいますが、なかなかそう都合よくはいきません。

それが不足しがちな人、座りっぱなしの人は、この体操やマッサージを試してみてください。きっと効果があると思います。

腸トレ体操 1

腸まわりや股関節まわりの筋肉をしっかり動かすことで
踏ん張る力をつける。

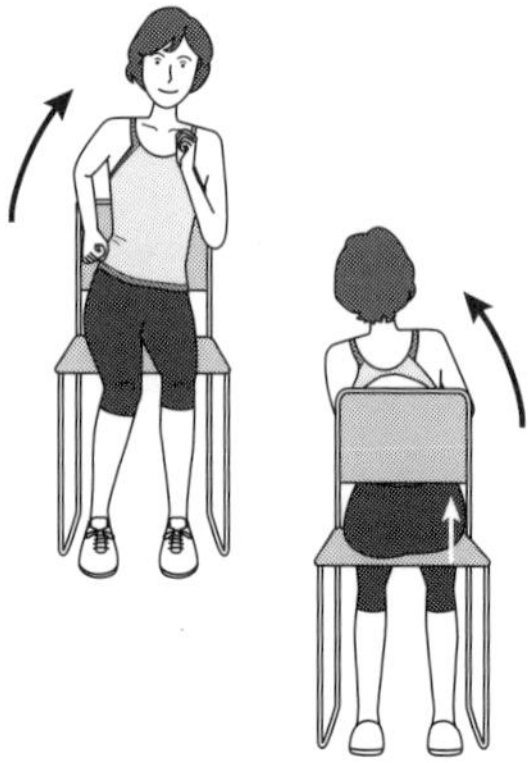

❶ いすに座り腰を立てた姿勢をつくる。

❷ 座骨で歩くような感覚で右・左とおしりを持ち上げ「イチ ・ ニ ・ サン・シ」とおなかから声を出して、前へ移動する。

❸ 「ゴー・ロク・シチ・ハチ」で後ろに移動し元に戻す。

❹ ❶〜❸を 2 回行う。

腸トレ体操 2

大腰筋、腸骨筋をあわせて腸腰筋と呼ぶ。
これをしっかり鍛えて押し出す力をつける。

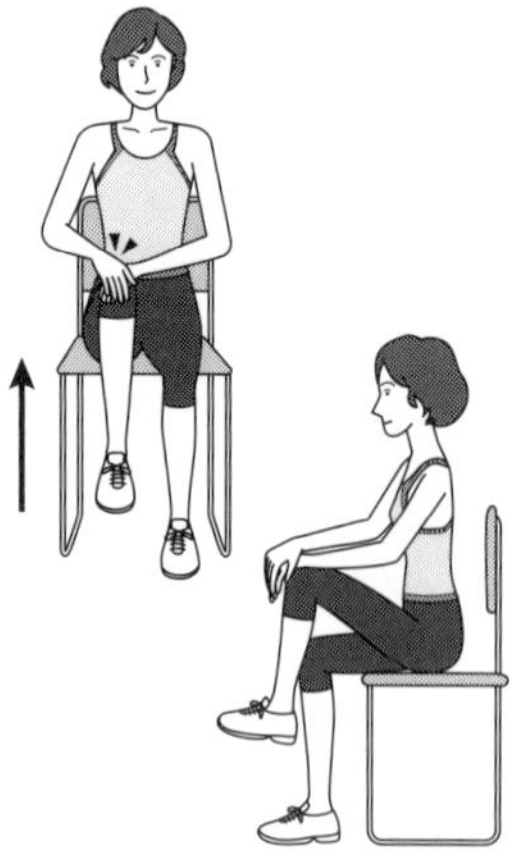

❶ 2秒で息を吐きながら右膝を上げ、両手をタッチ。

❷ 2秒で息を吸いながら元に戻す。姿勢を意識して行う。

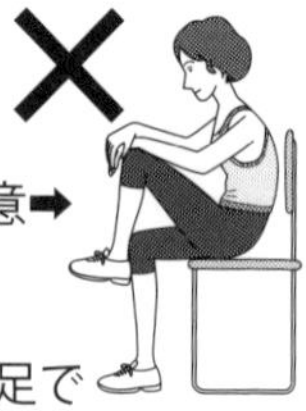

❸ 反対も同様に。

❹ ❶〜❸を左右それぞれの足で交互に 2 回ずつ行う。

「ウン知育教室　腸トレ体操」（体操プログラム作成・監修森山暎《ひで》子 =10 分ランチフィットネス協会代表理事）より

腸トレ体操 3

腸まわりの筋肉と連動する大臀筋（おしり）と太ももの筋肉を
鍛えるスクワットで踏ん張る力をつける。

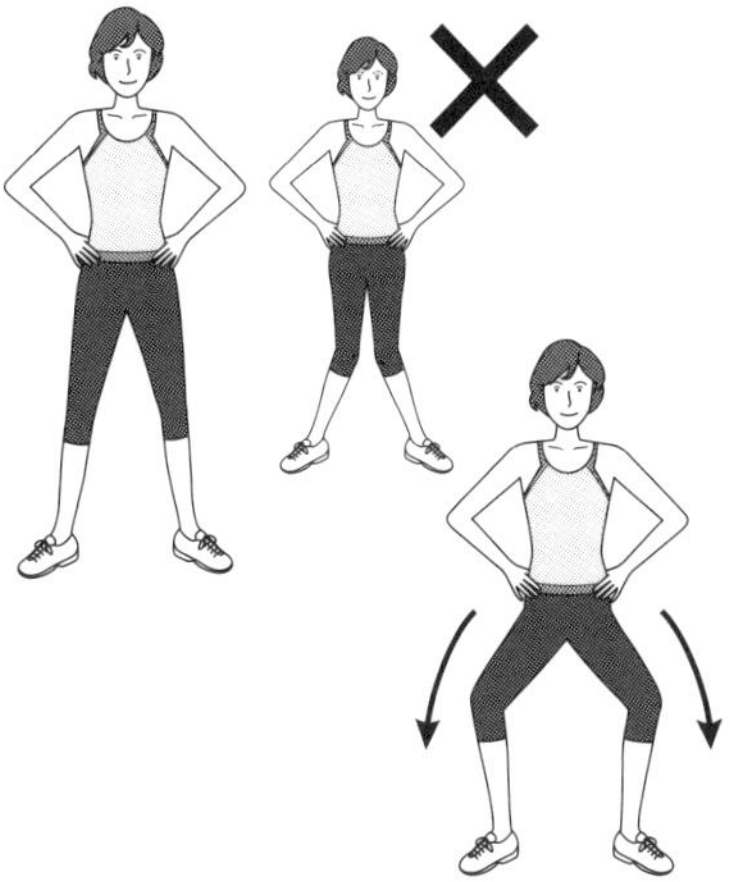

❶ 両足を肩幅よりやや広めに開く。膝とつま先の向きは同じに。

❷ 息を吸いつつ 4 秒でゆっくり膝を曲げる。膝がつま先より前に出ないことと、膝とつま先の向きがここでも同じであるかどうかチェック。

❸ 息を吐きつつ 4 秒でゆっくり元に戻す。

❹ ❷❸を繰り返し 4 回行う。

腸トレ体操 4

腸腰筋をしっかり鍛えて押し出す力をつける。
膝を上げる力もつき、転倒骨折予防も期待できる。

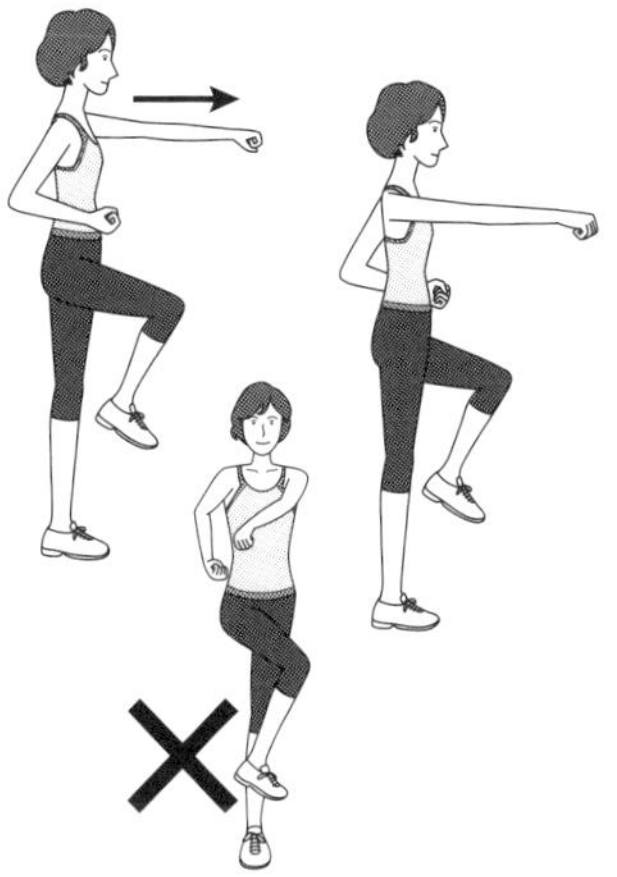

❶ まっすぐに立った状態から「イチ」で右膝を上げ、同時に左手を前に出す。右ひじはしっかり後ろに引く。
「二」で手と足を元に戻す。
「イチ」「二」とおなかから声を出してやる。

❷ 反対も同様に。腰が曲がったり、膝が内側に向かないように注意。

❸ ❶❷を交互に 4 回ずつ行う。

著者略歴

一九四八年、大阪府に生まれる。独立行政法人理化学研究所イノベーション推進センター辨野特別研究室特別招聘研究員。農学博士。専門は腸内環境学、微生物分類学。酪農学園大学獣医学科を卒業し、東京農工大学大学院を経て、理化学研究所に入所。同所バイオリソースセンター微生物材料開発室室長を経て、二〇〇九年より現職。

これまで数多くの腸内細菌を発見、腸内細菌と病気の関係を解明し、ビフィズス菌・乳酸菌の高い健康効果を発表している。文部科学大臣表彰・科学技術賞（理解増進部門・二〇〇九年）ほか数々の学会賞を受賞。テレビ、雑誌などのマスコミに広く取り上げられ、講演活動も多数。

著書には『大便通』（幻冬舎新書）、『一生医者いらずの菌活のはじめ方』（マイナビ）、『腸をダマせば身体はよくなる』（SB新書）、『大便力』（朝日新書）、『腸がスッキリすると絶対やせる！』（知的生きかた文庫）、『腸を鍛えれば頭がよくなる』（マキノ出版）などがある。

腸内細菌革命《ちょうないさいきんかくめい》
——若返《わかがえ》る！ やせる！ 病気《びょうき》にならない！

二〇一四年七月一一日　第一刷発行

著者　辨野《べんの》義己《よしみ》
発行者　古屋信吾
発行所　株式会社さくら舎　http://www.sakurasha.com
東京都千代田区富士見一-二-一一　〒一〇二-〇〇七一
電話　営業　〇三-五二一一-六五三三　FAX　〇三-五二一一-六四八一
編集　〇三-五二一一-六四八〇
振替　〇〇一九〇-八-四〇二〇六〇
装丁　石間　淳
装画　古賀鈴鳴
印刷・製本　中央精版印刷株式会社

ISBN978-4-906732-80-7